Löhr

Crazy Sexy
Wechseljahre

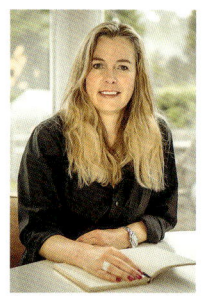

ANGELA LÖHR ist die Initiatorin, Herausgeberin und Chefredakteurin von LEMONDAYS – dem Wechseljahre-Magazin (https://lemondays.de/). Mit diesem Online-Magazin möchte sie Frauen ab Vierzig unterstützen, inspirieren und vernetzen. Frisch und rebellisch. Weiblich und positiv. Mit femininer Weisheit für eine bessere Welt. Wieso sie dieses Online-Magazin gegründet habe? Im zarten Alter von 42 Jahren hat ihr ihre Gynäkologin eröffnet, dass sie schon fast durch sei, durch die ominösen Wechseljahre. Das hat sie ziemlich ins Stolpern gebracht, in ihrem vorher sehr sortierten Leben. Seitdem hat sie sich intensiv mit dem Tabuthema auseinandergesetzt – mithilfe von Fachbüchern und Ratgebern, über persönliche Erfahrungsberichte und Gespräche mit Experten. Irgendwann hat sie begriffen, dass sie es selbst in der Hand hat: ob sie in Selbstmitleid ertrinkt oder den Wandel in den Wechseljahren als Chance sieht.

— *Für alle Rebellinnen, die auf ihr Herz hören. In jedem Alter.* —

Angela Löhr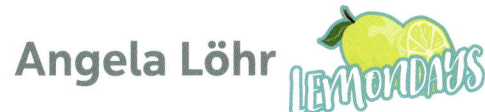

Crazy Sexy Wechseljahre

Dein Start in die spritzigste aller Lebensphasen

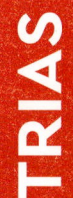

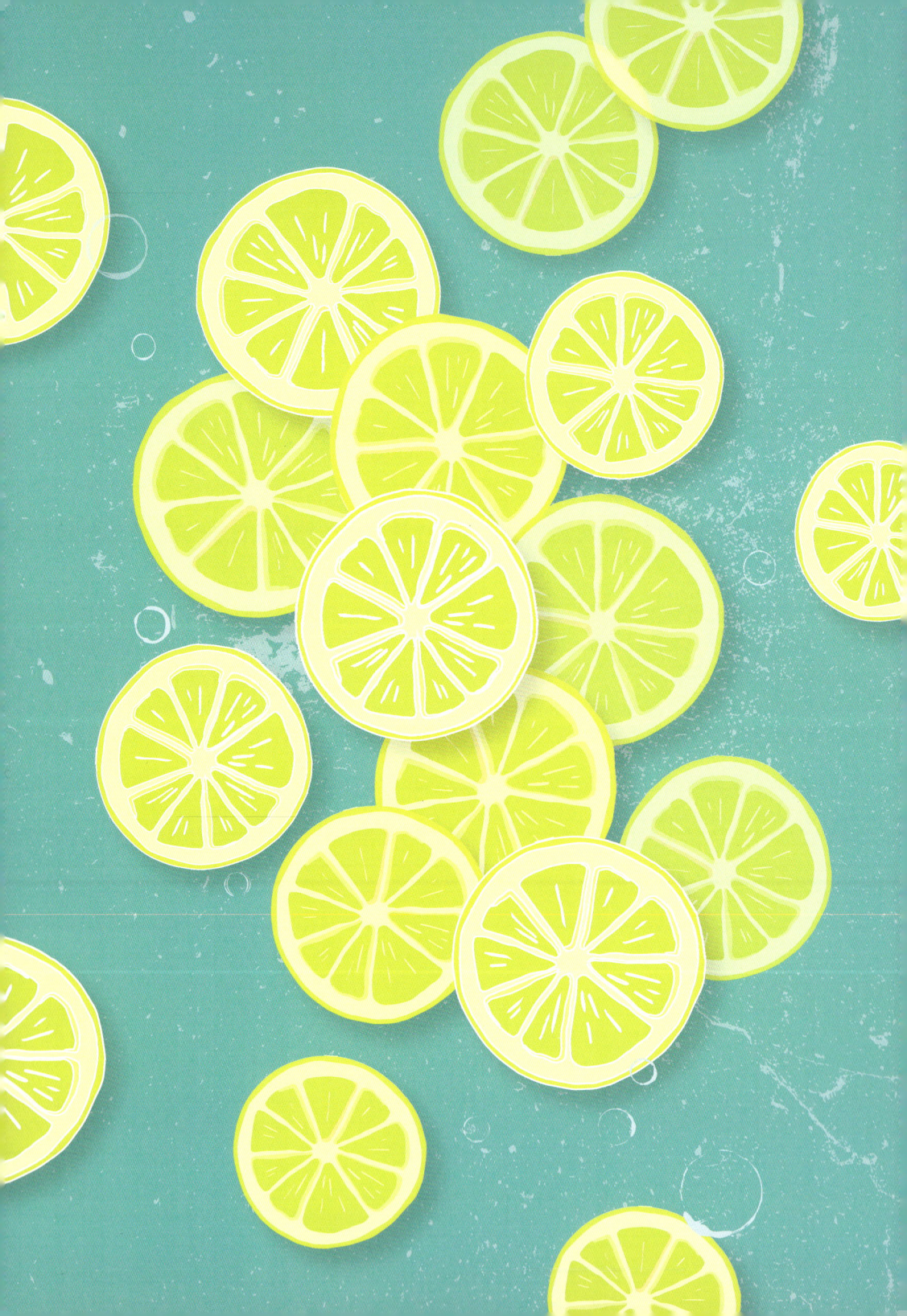

Liebe Leserin,

als ich vor einigen Jahren einen kleinen, persönlichen Blog startete, ahnte ich nicht, was ich damit auslösen würde. Ich wollte doch eigentlich nur schauen, ob es noch mehr Frauen wie mich gibt, die sich fundierte, verständliche Informationen über diese merkwürdigen Wechseljahre wünschen und dabei einen positiven Blick aufs Älterwerden schätzen.

Nach kurzer Zeit schon war LEMONDAYS zu einem Online-Magazin herangewachsen, das von tollen Fachredakteurinnen mit Artikeln und zunehmend auch Videos befüllt wurde und heute häufig als erste Quelle genannt wird, wenn frau sich der sogenannten zweiten Pubertät natürlich, entspannt und vor allem gut gelaunt nähern möchte.

So sprach mich auch der TRIAS Verlag an, dem mein Schreibstil in LEMONDAYS gefiel und weil die frischen Zitronen wohl Lust auf ein etwas anderes Buch über das Tabuthema Wechseljahre machten. Gemeinsam mit den Experten des Verlages entwickelte ich ein Buchkonzept, in dem ich von den eigenen Erfahrungen mit dem Hormonchaos berichten, die Sorgen und Gedanken der LEMONDAYS-Fans einbringen und die Leserinnen bestärken kann, sich auf das Abenteuer dieser zugegeben oft turbulenten Lebensphase einzulassen.

Nun liegt sie hier vor dir, die Geschichte von Moni, die kurz vor ihrem fünfzigsten Geburtstag und mitten ihren crazy sexy Wechseljahren steckt. Sie nimmt dich mit in ihren Alltag mit Familie, Job und

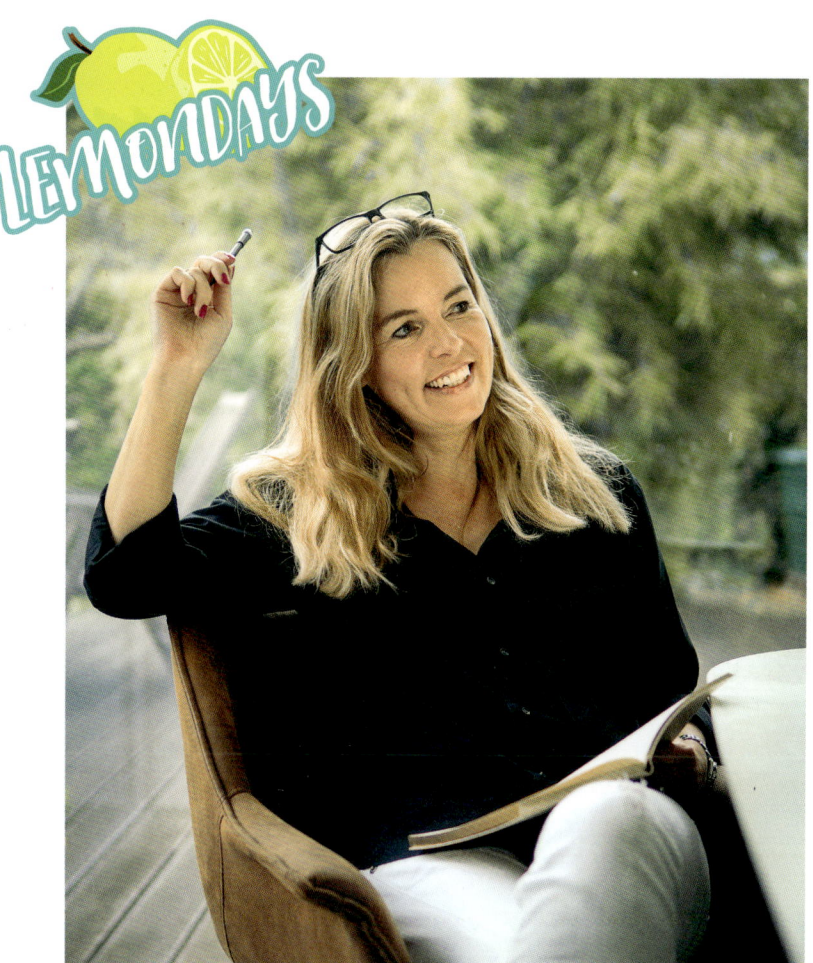

den Mädels und lässt dich tief eintauchen – in ihre ganz persönliche Gedanken- und Gefühlswelt auf der spannenden Reise in die zweite Lebenshälfte.

Ich wünsche dir eine gute Zeit mit diesem Buch und freue mich, wenn ich dich auf deinem Weg in die spritzigste aller Lebensphasen etwas inspirieren kann.

Herzlichst Angela

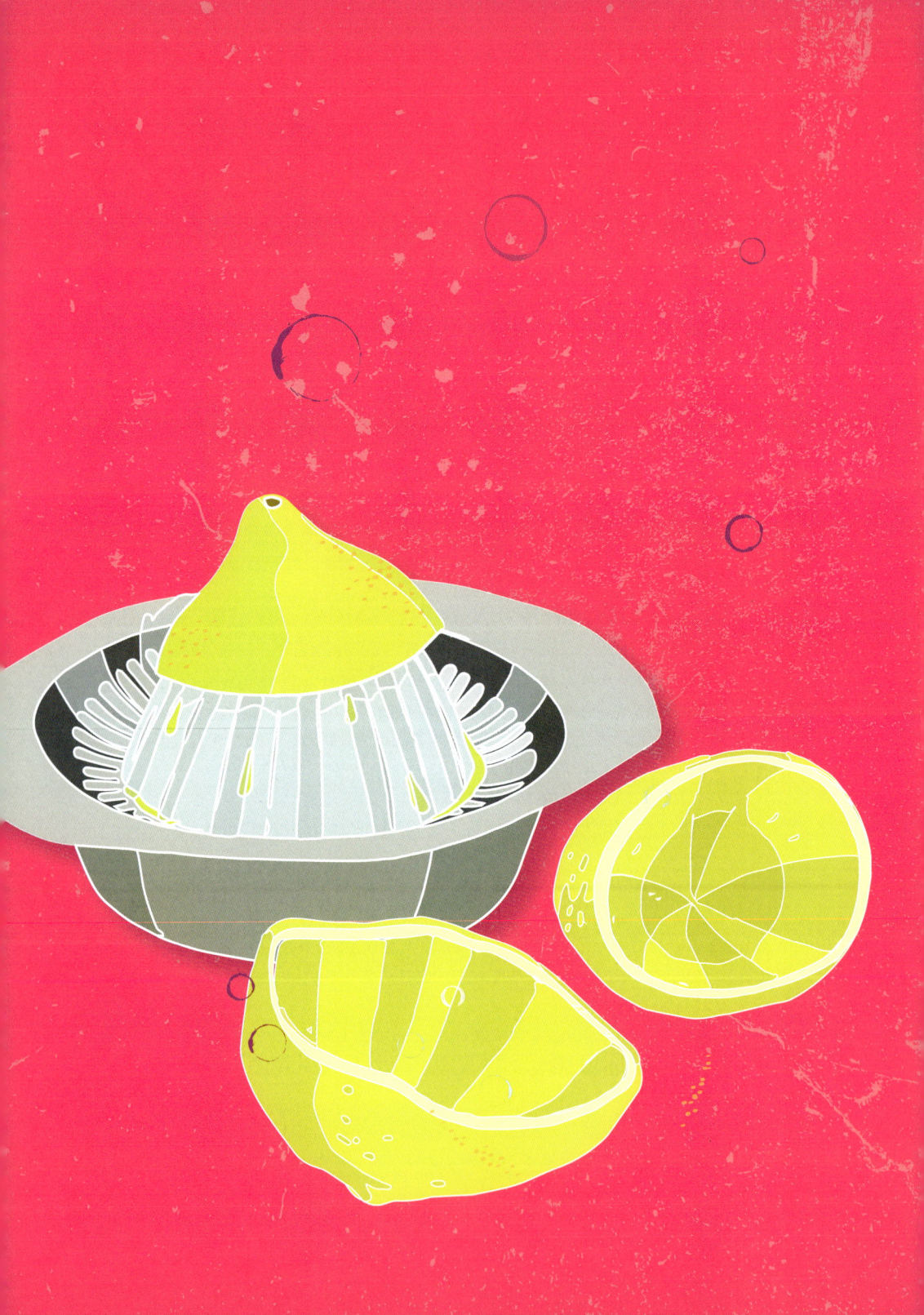

Zitronen zum Frühstück

Mit einem eleganten Klick beendet der Wasserkocher seinen morgendlichen Rausch. Minze, Earl Grey, Waldbeeren, Hagebutte – unser Teetassen-Haushalt erwacht zum Leben. Wer an einem ganz normalen Morgen nur der verbalen Kommunikation in diesen vier Wänden folgt, erwartet wahrscheinlich den Single-Haushalt einer paranoiden Frau. Ihre wiederholten Rufe »Seid Ihr schon auf?« und »Es ist gleich halb« verhallen zuverlässig ohne Antwort.

Irgendwann nach halb sind die Plätze am Küchentresen dann doch belegt. Bedauerlicherweise eröffnen um diese Uhrzeit selbst meine Fragen wie »Was willst du heute aufs Brot haben?« keinerlei Chance auf nette Konversation. Die Antwort meiner beiden Teenager ist maximal ein Fingerzeig, in diesem Fall auf das Glas mit der vermaledeiten Schokocreme. Aber noch bin ich die Chefin der Schulbrote. Also erst eins mit Käse, dann eins nach Wunsch.

Den Blick aufs Handy gesenkt, löffeln meine Zwillinge Tom und Jonas stumm tippend ihr Müsli. Hochbrisante Nachrichten scheinen jede Nacht den Weg in die Apps zu finden und müssen nun beantwortet werden. Wenige Minuten später fallen sich die Schreibenden in der Schule um den Hals. Ich wundere mich nicht mehr.

Mühsam versuche ich, die wichtigsten Daten und Fakten aus den Jungs herauszukitzeln. Wer kommt wann nach Hause? Wie viele Esser sind wir? Und wie viele inklusive Freunden? Wann schreibt ihr die Matheklausur? Hast du an das Geburtstagsgeschenk für Nils gedacht? Nicht? Na ja, ist ja dein Freund.

Bevor er gleich zum Flughafen muss, liest mein Mann Tee schlürfend, was in der Welt passiert ist. »Früher raschelte dabei wenigstens noch die Zeitung«, denke ich und merke, wie ich wieder einmal in mich hineingrummle. In meinem Kopf schwirren die Termine der Teenager, meine Einkaufslisten, Essenspläne, Verabredungen, Geschenke.

»Was? Ja, ich bringe dir nachher neues Deo mit, mein Sohn. Und deine Hemden hole ich auch aus der Reinigung, Schatz.« Hektisch packen meine drei Männer ihre Rucksäcke und werfen sich die Jacken über. Sogar eine Mütze kommt heute zum Einsatz, Premiere in diesem Jahr. Der Sommer hat sich wohl endgültig verabschiedet. Ich sehe schon die Wäscheberge wachsen.

Dann kommt mein tägliches Highlight. Der Moment, auf den ich mich den ganzen Morgen freue: auf die Zehenspitzen, meine Lieblingsmänner in die Arme nehmen und fest drücken. Das Ganze drei Mal. Sekunden voller Glück. Die Tür knallt zu. Stille kehrt ein. Hastig räume ich das Frühstücksgeschirr weg und stelle die Waschmaschine an. Was für eine Hetzerei! Jetzt wenigstens einmal kurz durchatmen, bevor ich mich für den Job fertigmache. Gut, dass ich Sir Earl Grey auch kalt mag.

Auf dem Weg in die Agentur ziehen meine Gedanken beleidigte Kreise. Immer muss ich mich um alles kümmern! Tagein, tagaus. Von morgens bis abends. Und nie fragt jemand, wie es mir dabei geht. Das Leben ist einfach nicht fair. Tief im Selbstmitleid versunken, drücke ich die schwere Tür auf und schlurfe über den Flur.

»Was hast du für eine tiefe Furche auf der Stirn, Moni? Siehst aus, als wärst du gegen eine Laterne gelaufen. Guten Morgen, Sweetheart.« So kenn ich sie, meine Lieblingskollegin. Anna sagt nicht nur, was sie denkt. Sie trifft mitten in die Wunde. Auch heute. Ich knurre ein Hamburger »Moin« zurück, hänge meine Regenjacke auf und lasse mich seufzend auf den designpreisgekrönten Schreibtischstuhl fallen. Tief durchatmen und dann ran an die Arbeit. Sportliche Webtexte wollen heute geschrieben werden, für ein Start-up aus der Fitnessbranche. Später wird noch gebrainstormt, über Namen für neue Frühstücksprodukte. Irgend so ein Pulver, aus dem man kinderleicht gesunde Smoothiebowls rühren kann. Da bin ich nach einem Morgen wie heute sicher besonders kreativ.

Fröhlich vor sich hin pfeifend, kommt Anna aus der Küche und knallt mir einen dampfenden Kaffee auf den Tisch. *Zitronen zum Frühstück machen frisch und knackig* steht auf meinem Kaffeebecher. Eine ganze Tassensammlung mit unsinnigen Sprüchen hat sich über die Jahre in der Agentur angehäuft. Die Kreativität wohnt bei uns sogar im Küchenschrank. Noch leicht verkniffen zieht sich ein erster Mundwinkel zu einem schiefen Dankelächeln hoch.

Anna drapiert ihren knackigen Po auf dem Schreibtisch und schaut mich erwartungsvoll an. »Was?«, frage ich bockig. Anna antwortet nicht. Sichtlich amüsiert zuckt sie mit den Schultern und schlürft an ihrem Cappuccino. »Ich bin genervt!«, platzt es aus mir raus. »An alles muss *ich* denken. Den Terminplan der ganzen Familie im Kopf haben. Geburtstage, Prüfungen, Wettkämpfe. Und jeden Tag kochen. Mir überlegen zu müssen, was es gibt, möglichst gesund und natürlich ganz nach dem Gusto der edlen Herren, ist voll anstrengend, Anna. Wenn ich frage, was die Herrschaften essen wollen, kommt nur gelangweiltes Schulterzucken. Als ob sie ihr Hirn an der Haustür abgeben. Alle drei!« Ich bin so geladen, dass die Worte nur so rauspoltern. »Muttern macht das schon. Läuft ja auch, ohne dass der Rest der Familie denken muss. Anna, ich habe keine Lust mehr.«

Anna springt auf und schlingt ihre durchtrainierten Arme um mich. »Ach, Moni.« Sie streichelt mir über den Rücken und ich fühle mich direkt etwas besser. »Ist schon okay.«, wehre ich, innerlich schon etwas ruhiger, ab. »Ich komm mir total undankbar vor, wenn ich sowas sage, Anna. Ich habe zwei gesunde Kinder, einen lieben Mann und ein schönes Zuhause. Was will ich denn mehr?«

»Und täglich grüßt das Murmeltier …«, nickt Anna, ihre tröstende Hand auf meinem Arm. »Genau!«, rufe ich. »Jeden verdammten Tag das gleiche Spiel. Wenn ich nicht hier wenigstens ein bisschen Abwechslung hätte, würde ich durchdrehen.« Sofort tauche ich wieder in die finsteren Abgründe meiner gekränkten Seele ab. Plötzlich rüttelt es an meinem Arm. »Moni! Du bist ja voll im Tunnel. Komm mal wieder raus! Sag mal, kennst du den Film[1] eigentlich?«. Anna schaut mich erwartungsvoll an. »Klar!«, zische ich. »Der arme Kerl erlebt immer und immer wieder den gleichen Tag. Ist ganz lustig anzuschauen. Aber eigentlich eine reine Horrorvorstellung.«

Meine Lieblingskollegin rollt mit den Augen. »Die Story ist schon etwas tiefgründiger, Süße.« Es tut wirklich gut, sich bei Anna ausheulen zu können. Doch auf große Belehrungen kann ich jetzt gar nicht. Anna ignoriert mein Schmollen einfach. »Irgendwann ist Hauptdarsteller Bill Murray von seinem täglich gleichen Tag so genervt, dass er anfängt zu spielen. Anfangs noch zaghaft, probiert er, mal anders mit den Menschen zu reden, denen er Tag für Tag begegnet. Und was passiert? Die Menschen reagieren auch anders. Bill beginnt, sich seinen Murmeltier-Tag zu gestalten. So wie er will. Obwohl der Rahmen jeden Tag gleich ist, läuft's immer besser für ihn.«, erzählt sie. »Und??? Merkst du was?« Allmählich dämmert es mir.

Nachdenklich, aber schon etwas positiver gestimmt, fahre ich den Rechner hoch. Anna sitzt mittlerweile schon an ihrer neuen Illustration. Ich tauche direkt ins Kundenbriefing ein: Es geht um ein neues Fitnesstool für Frauen. Mein Hirn spuckt ungefragt Satzfetzen aus »… positives Körpergefühl … es selbst in der Hand haben … dranbleiben beginnt im Kopf … auch ein langer Weg beginnt mit dem ersten Schritt …«. Diese hinterlistigen kleinen grauen Zellen! Kaum hat Anna mit ihrem Murmeltierfilm den Samen gelegt, beginnt es in meinem Hinterstübchen schon zu sprießen. So emotional angepiekst, fließen mir die Texte für die Fitness-Website fast von allein aus den Fingern. »Gut, dass ich heute nicht über Männergeschenke oder Familienurlaube schreiben muss«, denke ich und schüttle den Kopf. »Was für Gedanken mir manchmal bloß kommen!«

Eigentlich ticke ich ganz anders. So wie neulich auf der Party. Da habe ich tatsächlich einer frischgebackenen Mama gesagt, wie schnell doch die Zeit mit den Kindern vorbeigeht, dass sie diese Jahre unbedingt genießen soll. Ich hab' schon gesehen, dass sie mit den Augen gerollt hat. So wie ich früher auch. Ich muss grinsen. Aber genauso ist es doch: Eine Familie zu haben, ist das größte Geschenk überhaupt!

Wenn ich jetzt an heute Morgen denke, wird mir ganz schlecht. Warum bin ich bloß so mies drauf? Jeden Morgen bin ich aufs Neue genervt, manchmal kann ich es kaum mehr verbergen. Was genau stört mich eigentlich an meinem Leben? Warum erfreue ich mich an der Zeit mit der Familie nicht mehr wie früher? Anderen sage ich, sie sollen die Stunden mit den Kindern unbedingt genießen, und was mache ich? Sollte ich wie Bill im Murmeltierfilm auch probieren, mich zu Hause anders zu verhalten? Mit der Familie anders kommunizieren und schauen, was passiert?

Lautes Geklapper reißt mich aus meinem Gedanken-Wirrwarr. Anna läutet mit ihrer Lunchbox die Mittagspause ein. »Habe ich Dir schon mal von meinem Tagebuch erzählt?«, fragt Anna mit einer Möhre dirigierend. Den Mund voller Avocadobrot schüttle ich neugierig den Kopf. »Ist auch kein gewöhnliches Diary, das wäre mir viel zu viel Arbeit. Es nennt sich Dankbarkeits-Tagebuch und braucht täglich nur ein paar Minuten. Jeden Abend schreibe ich drei Dinge auf, für die ich dankbar bin.« Als könnte sie meine Gedanken lesen, fährt Anna fort »In den ersten Tagen musste ich lange nachdenken, wofür ich dankbar sein könnte. Doch das änderte sich schnell. Heute fallen mir meist viel mehr als nur drei Punkte ein, da hab' ich dann die Qual der Wahl. Ist echt genial zu sehen, wie viele schöne Momente ich jeden Tag erlebe.« Begeistert lege ich mein Brot zur Seite. »Was für eine tolle Idee, Anna! Aber noch ein Punkt mehr auf meiner täglichen To-Do-Liste? Und ob ich das durchhalten würde?« Schon wieder wandert Annas linke Augenbraue hoch. »Wenn *ich* das sogar kann, schaffst du das erst recht. Was du alles wuppst, mit Job, Kids, Mann und Haus, da wirst du dir diese fünf Minuten am Tag doch wohl für dich nehmen können, Moni!« Anna ist anzumerken, dass sie wirklich meint, was sie dann sagt: »Vielleicht klingt es etwas platt, aber mein Leben ist viel reicher geworden, seitdem ich mein Dankbarkeits-Tagebuch habe.«

Nach der Mittagspause steht ein Brainstorming an. In unserer bewährten Viererrunde lassen wir eine Stunde lang ungefiltert alles raus, was die Köpfe über ein gesundes Frühstück, das in fünf Minuten fertig ist, so hergeben. Herrlich lustig ist es in diesen Kreativmeetings mit Sven, Gunnar und Anna. Ich liebe es, wenn ungeniert jeder Unsinn raus darf, der mir spontan in den Kopf kommt. Alles, was man sonst zurückhält, weil es noch nicht durchdacht ist und vielleicht peinlich sein könnte. Doch genau so entstehen geniale neue Namen oder ungewöhnliche Slogans. Nur so, übrigens.

Ein bisschen vom Zauber des Neuen werde ich heute mit nach Hause nehmen, habe ich beschlossen. Nein, keine Arbeit! Ich werde mir ein kleines Notizbüchlein kaufen. Auf dem Nachhauseweg fahre ich einen kurzen Schlenker ins Einkaufszentrum. Die Auswahl an Notizbüchern ist riesig. Es gibt sogar richtige Dankbarkeits-Tagebücher. *Wenn du liebst, was du hast, hast du alles, was du brauchst,* steht auf einem. Da ist was dran. Doch irgendwie klingt es auch endgültig. Als wenn nichts mehr kommen würde. Was die Mädels dazu wohl denken? Das ist doch das perfekte Thema für den nächsten Prosecco-Abend!

Tipp

Überleg doch einmal, welche kleinen Dinge dein Leben reicher machen. Oft sind es kleine Begegnungen oder Gewohnheiten des Alltags, die wir im Trubel gar nicht wahrnehmen.

Die Zeit rennt, ich muss mich entscheiden. Nein, ein vorgefertigtes Dankbarkeitsbuch will ich nicht haben. Ist zwar eine gute Idee und einige sind auch wirklich schön gestaltet, aber ich brauche immer etwas kreative Freiheit. In meiner Lieblingsbuchhandlung werde ich fündig. Meine Wahl fällt auf ein zitronengelbes Büchlein mit gepunktetem Papier. Was auch sonst?

Jetzt noch schnell zum Gemüsestand, Tomaten und Paprika kaufen und dann ab nach Hause. Keine vierzig Minuten später sitzen wir mit einer dampfenden Gemüse-Nudelpfanne am

Esstisch. Zu viert übrigens, ein Schulfreund ist spontan zum Essen mitgekommen. Wie war das heute Morgen? Ja, Essensgäste habe ich am liebsten mit vorheriger Ankündigung. Ach, was soll's. Die riesige Pfanne reicht immer. Sonst hätte ich noch Brot aufschneiden können. Hungrig geblieben ist hier jedenfalls noch niemand. Ich liebe das ja: ein offenes Haus, in dem jeder jederzeit willkommen ist. Manchmal frage ich mich, wie es wohl wird, wenn die Jungs ausziehen. Zum Studium schon in eine andere Stadt wechseln. Leer wird es hier auf jeden Fall sein, und still. Ihre Freunde kommen dann wohl auch nicht mehr, nicht mal überraschend zum Essen.

Das Tischgespräch kreist um die nahenden Abiklausuren und ich bin heute nur mit einem Ohr dabei. Haben diese Jungs nicht gestern noch Sandburgen gebaut? In viel zu großen Trikots Rudelfußball gespielt und Star-Wars-Welten aus Lego erschaffen? Und nun sitzen hier coole junge Männer, schaufeln Unmengen Pasta in sich hinein und diskutieren über Offshore-Energietechnik und die chemische Zusammensetzung von Glyphosat.

Wenn ich sie so beobachte, bin ich zwischen Stolz, Sorge und Wehmut hin- und hergerissen. Wir haben sie zu guten Jungs gemacht, glaube ich. Hoffentlich kommen sie in dieser Ellenbogengesellschaft da draußen gut klar. Auf jeden Fall werden sie ihren Weg finden, ihren eigenen, ganz ohne uns. »Das ist der Lauf der Zeit«, sagt meine Mama oft und mir fällt ein, dass ich nicht wehmütig zurückgeblickt habe, als ich damals aus einem sehr liebevollen Elternhaus ausgezogen bin. Zu groß war das Abenteuer, das vor mir lag.

Mir kommen Anna und das Dankbarkeits-Tagebuch in den Sinn. Ich schaue in die Teenager-Runde, lächle in mich hinein und mir wird ganz warm ums Herz. Oh ja, ich bin dankbar! Und ich liebe, was ich habe.

> **Tipp**
>
> Falls du Teenager zu Hause hast, denk doch mal an deine eigene Jugend – an deine Träume, Gedanken und Gefühle – zurück. Das kann ungemein helfen, die eigenen Kinder besser zu verstehen.

»Mama, du warst ganz still vorhin beim Essen.«, bemerkt Jonas, als wir gemeinsam die Küche aufräumen. »Ist alles okay?« Plötzlich habe ich einen Kloß im Hals. Ich schlucke kurz, stelle mich auf die Zehenspitzen und drücke ihm einen Schmatzer auf die Wange. »Ja, alles ist gut, Spatz. So richtig gut.«, strahle ich ihn an. Mein Sohn schaut skeptisch zu mir hinab. »Mir ist etwas klargeworden, was ich über den manchmal nervenden Alltag fast vergessen hatte, Jonas.« Ich zeige ihm mein gelbes Büchlein und erzähle von der Idee dahinter. Je länger ich rede, desto stärker spüre ich meine Schmetterlinge mit ihren Flügelchen schlagen. Voller Vorfreude lege ich mein Buch auf den Tresen. Heute Abend werde ich in ein dankbares Leben starten. Fröhlich vor mich hin summend, sortiere ich den scheinbar nie kleiner werdenden Wäscheberg und stopfe nach Puma riechende Sportklamotten in die Waschmaschine. Boah, dass so junge Menschen schon solche Gerüche ausdünsten können.

Es ist erstaunlich, wie leicht und entspannt alltägliche Hausarbeiten von der Hand gehen können. Mein Dankbarkeits-Tagebuch scheint zu wirken, bevor ich auch nur eine Zeile hineingeschrieben habe. »Irgendwie verrückt«, denke ich. »Wechsle die Perspektive und schon sieht dein Leben komplett anders aus!«

Nach dem Abendessen zünde ich eine Kerze an, koche mir meinen Lieblings-Kräutertee und drapiere Fineliner und Notizbuch auf dem großen Tisch. Kaum habe ich die erste Seite aufgeschlagen, kommt Tom und fragt, ob es heute gar keinen gemütlichen Filmabend gibt. Die Enttäuschung ist meinem Erstgeborenen anzusehen und ich bin sofort geneigt, Notizbuch und Stifte wieder wegzulegen und mich mit ihm auf die Couch zu kuscheln.

Doch von irgendwo wispert Anna in mein Ohr »Nur fünf Minuten am Tag für dich …«. Ich atme einmal durch, erzähle ihm, was ich gerade machen wollte und schlage vor, in einer halben Stunde erst die

Tipp

Sag doch mal gerade heraus, wenn du etwas anders geplant hattest. Meist findet sich der Kompromiss leichter als du denkst.

Glotze anzuwerfen. »Klar, kein Problem, Mama. Mal du in dein neues Buch und ich suche am Rechner schon einen Film aus.«, sagt der Siebzehnjährige lässig und stiefelt davon. Sprachlos starre ich ihm nach. So einfach kann es also sein.

Vorhin in der Buchhandlung fiel mir eine Glückwunschkarte ins Auge, deren Spruch ich nun in knallroten Lettern auf die erste Seite male. *Jeder Tag hat Licht und Schatten. Wichtig ist, die kleinen Glücksmomente wahrzunehmen, die uns geschenkt werden.*

Ein kleines Büchlein habe ich mir ausgesucht, in dem jeder Tag eine eigene Seite bekommen soll. Nun schreibe ich ganz berührt das erste Mal auf, wofür ich dankbar bin. Heute Morgen hätte ich große Schwierigkeiten damit gehabt, jetzt sprudeln die Worte nur so aus meinem Fineliner. In Nullkommanix habe ich drei Punkte zusammen und die Seite voll.

1   *Ich bin dankbar für meine Familie. Meinen liebevollen Mann und zwei clevere Jungs, die aufmerksam und rücksichtsvoll sind. An manchen Tagen ganz besonders.* Ich male einen Smiley dazu.

2   *Ich bin dankbar für die Zeit, die ich mit meinen Kindern verbringen kann. Nichts ist wertvoller als Zeit mit den Menschen, die ich liebe.*

3   *Ich bin dankbar, dass Anna mir vom Dankbarkeits-Tagebuch erzählt hat. Und dafür, Anna als Kollegin und Freundin zu haben.*

Ich kuschle mich mit dem Großen aufs Sofa. Der Vorspann ist noch nicht ganz durch, da ist der andere Platz neben mir auch schon besetzt. Science Fiction ist angesagt, herrlich zum Abschalten. Obwohl es mir heute fast egal ist, was läuft. Zufrieden liege ich zwischen meinen Zwillingsjungs auf dem XXL-Sofa. Wäre ich eine Katze, würde ich jetzt wohl genüsslich schnurren.

Am nächsten Morgen werde ich wach, als Adele *Hello from the other side* aus meinem alten Radiowecker schmettert. Ich greife erwartungsfroh auf die andere Seite des großen Betts. Doch außer Adele antwortet mir niemand, mein Schatz ist ja auf Tour. Ein kleiner Anfall von Enttäuschung kommt auf, den ich heute jedoch weglächeln kann. Schließlich freue ich mich schon, Anna von meinem Dankbarkeits-Tagebuch erzählen zu können.

Fröhlich hüpfe ich aus den Federn, wecke den Wasserkocher und widme mich der nicht mehr ganz taufrischen Frau, die mich im Spiegel ansieht. Gesichtsgymnastik soll helfen, sagen die Kosmetiker neuerdings, also ziehe ich die Augenbrauen so hoch sie können. Sogleich verschwinden die Schlupflider. »Großartig!«, denke ich und forme noch schnell ein großes O mit dem Mund und die Nasolabialfalten sind auch tot. Ich lache mich über mich selbst schlapp und gehe besser meine Nachkommen wecken, bevor ich hier ganz die Zeit vertrödele.

Tipp

Tu dir gleich morgens etwas Gutes und trinke ein Glas Wasser mit frischem Zitronensaft. Im Winter gern auch als heiße Zitrone.

Wieder in der Küche angekommen, fällt mir der Spruch von der Kaffeetasse im Büro ein. Ich hole eine Zitrone aus dem Kühlschrank, quetsche sie aus und gieße den Zitronensaft in ein großes Glas Wasser. In meinem Lieblingsmagazin habe ich kürzlich gelesen, dass Zitronen nicht nur tonnenweise Vitamin C enthalten, also gerade jetzt im Herbst das Immunsystem super stärken, sondern auch den Stoffwechsel ankurbeln, das Nervenkostüm stärken und beim Entgiften helfen. Wahre Wunderfrüchtchen! Und sauer macht lustig, also runter damit! Brrrh, so ein Zitronenwasser lässt mein Gesicht direkt zur zweiten Gymnastik des Morgens ansetzen.

»Mama, was machst du denn für ein Gesicht?« Jonas hat genau den richtigen Moment für seinen Küchenauftritt abgepasst und prustet los. Dann entdeckt er die ausgequetschte Zitrone und schiebt direkt einen seiner Chemiker-Schlaumeiersprüche nach. »Erst das Wasser dann die Säure, sonst geschieht das Ungeheure.« Ich lächle ihn an und will besser gar nicht wissen, mit welchen Säuren der Siebzehnjährige das Ungeheuer schon aus der Reserve gelockt hat. Auch Tom hat sich inzwischen zu uns gesellt und schließt sich unserem absurden Gespräch über fiese Geschmäcker und eklige Gefühle im Mund an. Was für ein lustiger, entspannter Morgen.

Kaum im Büro angekommen, stürme ich freudestrahlend auf Anna zu. »Ich hab' jetzt auch eins. Ein knallgelbes habe ich gestern gekauft und gleich angefangen zu schreiben. Und seitdem bin ich richtig gut drauf. Und die Jungs lustigerweise auch. Ich bin dir so dankbar.« Anna breitet lachend ihre Arme aus. »Komm her, Moni! Dass du das gleich ausprobiert hast, wie schön. Du wirst so viele Glücksmomente in deinem Leben entdecken.« Ich werde nachdenklich. »Ist doch aber ganz schön schräg, dass ich erst so alt werden muss, um zu merken, was mir guttut.« Anna zieht mich in die Küche und setzt frischen Kaffee auf. »Was meinst du mit *so alt*, Moni?«. Ich greife blind eine Tasse aus dem Schrank, muss grinsen und drehe sie wortlos zu Anna. Wir brechen in schallendes Gelächter aus. Heute werde ich meinen Kaffee genießen, während mich fette, goldene Lettern anglitzern: *Du bist nicht alt. Du bist retro.*

»Jetzt aber mal Spaß beiseite. Die Fünfzig rückt beängstigend schnell näher. Ich habe noch, lass mich überlegen … oh, heute sind es noch genau sechs Monate. Holy Shit! Anna, ich muss irgendwas tun.« Einer unserer blutjungen Kollegen kommt just in diesem Moment in die Küche geschlappt. Verschwörerisch lege ich den Finger auf den Mund und Anna verkneift sich ihren Kommentar. Kopfschüttelnd zieht er mit seinem frischen Kaffee wieder ab.

»Wie meinst du das, Moni? *Was* musst du tun?«. Wir machen uns auf den Weg zurück zu unseren Schreibtischen. »Diese Zahl fühlt sich so komisch an, Anna. Ich hatte bisher nie ein Problem mit Geburtstagen, auch nicht mit den Nullen. Wenn ich so darüber nachdenke, kann die Null gar nichts dafür. Es ist ja die Zahl davor, die mir Angst einjagt.« Ich ernte einen kleinen Lacher. »Meine Buchstabenakrobatin legt mal wieder jedes Wort auf die Goldwaage.«, und gleich noch einen, »Uuups, die Waage wollte ich gar nicht ins Spiel bringen.

Sorry.« Ich muss mitlachen und winke ab. »Mal ernsthaft, Anna. Fünfzig Jahre sind ein halbes Jahrhundert. Das ist eine wahnsinnig lange Zeit, fast erschreckend. Was meinst du, wie viele Jahre habe ich wohl noch?«. Anna kaut auf ihrem Bleistift, also denke ich einfach laut weiter. »Meine beiden Omas sind nicht mal siebzig geworden. Das wären keine zwanzig Jahre mehr.« Ich sehe den Protest förmlich kommen und winke prophylaktisch ab. »Ich weiß, das kann man nicht mit heute vergleichen. Andere Generation, Mangelernährung über viele Jahre, nicht so fit wie wir und so weiter. Es schießt mir trotzdem immer häufiger durch den Kopf.« Mir kriecht ein Schauer über den Rücken. »Und ich fühl mich voll getrieben, so rastlos. Irgendwas muss ich tun, Anna!«

Anna nickt verständnisvoll und lässt ihre Finger über die Tastatur gleiten. Dann dreht sie ihren Bildschirm mit einer einladenden Geste zu mir und lehnt sich zurück. Ich beuge mich vor und versuche zu entziffern, was quer über das gewagte Outfit einer Frau, die so ungefähr in meinem Alter sein dürfte, gedruckt ist. *Mehr Me-Time. Jeden Tag aufs Neue glücklich.* Es ist die Webseite eines renommierten Frauenmagazins, von der mich diese wunderschöne Frau mit ihren sympathischen Lachfältchen selbstbewusst anstrahlt. Ein zartes Pling signalisiert mir den Eingang einer Mail. Anna zwinkert mir zu. *Guten-Morgen-Lektüre für Freundinnen.* Mein Herz macht einen fröhlichen Hüpfer und ich versinke in den virtuellen Magazinseiten. Es soll glücklich machen, an sich selbst zu denken. Klingt irgendwie egoistisch. Ich soll mich fragen, wo ich selbst in meiner Prioritätenliste stehe. Oben steht die Familie, keine Frage. Also die Kinder mit all ihren Wünschen. Ich will, dass sie glücklich sind. Wenn sie es sind, bin ich es doch auch. Oder etwa nicht?

Das Telefon reißt mich aus meinen Gedanken. Der Kunde wünscht kleine Änderungen an den Webtexten. Vielleicht war ich gestern doch einen Tick zu emotional. Beim Texten ist es wie im richtigen Leben: Ohne Gefühl geht gar nichts, aber zu viel ist auch nicht unbedingt gut. Also ran an die Arbeit.

Anna ist inzwischen beim Kunden. So schreit meine Mittagspause förmlich danach, den Me-Time-Artikel genauer unter die Lupe zu nehmen. Das Beste an solchen Artikeln sind für mich immer die Tipps und Tricks. Nicht nur Gelaber, sondern handfeste Beispiele für die Praxis. Damit kann ich was anfangen. Dann lass mal sehen … Wir sollen morgens gleich meditieren, dann fängt der Tag entspannt an. All meine bisherigen Meditationsversuche sind grandios fehlgeschlagen. Entweder war mein Gedankenkarussell nachher noch schneller als vorher oder ich bin einfach eingeschlafen. Doch hier ist ein Link mit geführten Meditationen. Ich lese *Detox your Mind*, *See & Feel* und *Soul Update*, atme automatisch tiefer und lehne mich in meinem Ergostuhl zurück. Okay, die kann ich ausprobieren. Sollte ich ausprobieren!

Mittags wird ein Spaziergang vorgeschlagen, auch mal allein. Hhm, echt jetzt? Allein zu sein, war noch nie meins. Ich muss nicht ständig reden, aber ich mag es einfach, meine Lieblingsmenschen um mich zu haben. Am liebsten rund um die Uhr. Wenn dann tatsächlich mal alle ausgeflogen sind, arbeite ich meine To-Do-Liste ab. Privat genauso wie im Job. Bügelwäsche, Gartenarbeit, in den Schränken sortieren: Es gibt immer etwas zu erledigen. Oder ich telefoniere mit einer Freundin. Das zählt dann wohl nicht mehr als allein, ist aber doch Me-Time pur, denke ich. Meine Freunde habe ich in den letzten Jahren arg vernachlässigt. Also die, die keine Kinder haben. Ab und zu eine kurze Nachricht, mehr war meist nicht drin. Das sollte ich schleunigst ändern, nehme ich mir vor. Mir fallen auf Anhieb einige Menschen ein, deren Freundschaft mir sehr wertvoll ist und die ich leider ziemlich aus den Augen verloren habe. Ich bin gerade sehr froh, dass man sich heute recht leicht wiederfinden kann. Oh, das schreibe ich nachher direkt in mein gelbes Büchlein. Wie bin ich auf meine alten Freunde gekommen? Ach ja, vom Mittagsspaziergang. Den kann ich ja mal testen. Morgen ist Freitag, da passt es perfekt. Ich muss nicht ins Büro und habe jetzt eine Verabredung mit mir selbst. Ich bin gespannt.

Was gibt der Artikel noch her? Siehe da, das Dankbarkeits-Tagebuch. Ein Punkt ist also schon abgehakt. Und Wellnesstipps. Wellness tut immer gut, da hat die Autorin recht. Aber wann bitte soll ich denn noch Massagen und Maniküre in meinen vollen Kalender schieben? Ich recke mich genüsslich und spüre fast die starken Hände, die meinen Rücken so richtig durchkneten. Ob ich meinen Schatz danach frage? Er massiert zwar nicht professionell, aber göttlich fühlt es sich trotzdem an.

In dem Moment tritt Anna durch die Tür und schaut mich verwundert an. »Ich freue mich gerade auf die Rückenmassage, die ich heute Abend bestimmt genießen darf.«, erkläre ich lachend meine ungelenken Rumpfbewegungen. »Oh, hast du dir eine Massage gebucht? Me-Time pur. Das nenne ich mal schnell, Moni!« Ich schüttle lachend den Kopf. »Nicht so direkt. Es wird eher eine spontane Session und der Glückliche weiß noch nichts davon.« Anna zwinkert mir zu. »Würde mich sehr wundern, wenn Marc ablehnt, Sweetheart.« Ich spüre, wie mir die Hitze ins Gesicht steigt und bin mir sicher: Das ist keine Hitzewallung!

»Hast du noch mehr Ideen für deine Me-Times gefunden?« fragt Anna. Ich nicke begeistert und erzähle ihr von der Idee mit den Morgenmeditationen, von den beschlossenen einsamen Spaziergängen und den Telefonaten mit meinen alten Freunden, auf die ich mich jetzt schon riesig freue. »Und die Massage natürlich. Mehr Zeit für mich!« Voller Enthusiasmus reiße ich die Arme in die Höhe.

»Das sind tolle Pläne, Moni. Ich habe mir auch noch was für dich überlegt.« Mit großen Augen schaue ich sie an. »Du sagst immer wieder, dass du mehr Sport machen willst, dich aber allein nicht aufraffen kannst. Deshalb wollte ich dich fragen, ob wir nicht einmal in der Woche gemeinsam sporteln wollen.« Bevor ich protestieren kann, präsentiert Anna ihren perfekt ausgeklügelten Plan. »Jeden Mittwoch bringen wir unsere Sportklamotten mit in die Agentur. Sobald du Feierabend hast, fahren wir zum Stadtpark rüber. Du bekommst ein Outdoorsportprogramm von mir, das genau für dich passt. Wir machen Powerwalking und ein paar Kraft- und Balanceübungen zwischendurch. Danach geht's für mich noch mal an den Schreibtisch und für dich nach Hause.« Ich muss schlucken. »Anna, das kann ich nicht annehmen. Wie willst du das hier erklären?« Natürlich winkt sie direkt ab. »Wie ich meine Mittagspause verbringe, ist doch meine Sache. Sie ist dann nur etwas später als sonst. Und wenn ich dich trainiere, komme ich nicht so sehr ins Schwitzen. Also kann ich auch nochmal ins Büro zurück. Das Ganze machen wir auf jeden Fall bis zu deinem fünfzigsten Geburtstag und dann sehen wir weiter. Also, was sagst du? Haben wir einen Deal?«

Und ob wir einen Deal haben. Ich kriege kein Wort raus und nicke nur. »Morgen geht's los. Also vergiss deine Sportsachen nicht.«, ordnet meine Fitnesstrainerin an und zaubert eine Tafel Schokolade aus ihrer Tasche. Ich blinzle sie verwundert an. »Kakao ist mega-gesund und macht übrigens glücklich. Ist nachgewiesen. Bei Schokolade musst du nur darauf achten, dass sie mehr als siebzig Prozent Kakao enthält. Dann sagen sogar Fitnessjunkies wie ich nicht nein.« Dann lasse ich mich nicht zweimal bitten. »Du hast recht, Anna.«, schniefe ich, während die dunkle Schokolade mir auf der Zunge zergeht »Ich bin gerade sehr, sehr glücklich.«

Das Dankbarkeits-Tagebuch

Mit einem Dankbarkeitstagebuch schaffst du dir ein Bewusstsein für die vielen schönen Momente in deinem Leben, die im Chaos des Alltags oft unbemerkt bleiben.

DER ERSTE SCHRITT

Willst du per Hand schreiben oder eine App nutzen? Ich empfehle das Schreiben per Hand, da es einen größeren Effekt auf das Gehirn hat und ein Büchlein häufiger durchgeblättert wird. Wenn du mit der Hand schreiben willst, dann suche dir ein schönes leeres Notizbuch. Frage in deiner Buchhandlung nach Dankbarkeits-Tagebüchern, die sind sehr praktisch und oft wirklich schön gestaltet. Oder kauf dir ein leeres Notizbuch – ganz nach deinem Geschmack.

SCHAFFE DIR EINE ROUTINE

Vor allem zu Beginn deiner Dankbarkeitspraxis ist es empfehlenswert täglich zu reflektieren, wofür du dankbar bist. Ob morgens, abends oder zwischendrin, ist nicht entscheidend. Wichtig ist, dass du einen festen Zeitraum findest, in dem du dich entspannen kannst. Ich persönlich schreibe am liebsten abends in mein Dankbarkeitsbüchlein hinein. Das hat den schönen Nebeneffekt, dass ich mit angenehmen Gedanken schlafen gehe.

WAS GEHÖRT INS DANKBARKEITS-TAGEBUCH?

Schreibe täglich mindestens drei Dinge auf, für die du dankbar bist. Das können Situationen oder Begegnungen sein, die du heute oder auch früher erlebt hast, kleine oder große Augenblicke des Glücks, die dir widerfahren sind. Du kannst auch dankbar sein, be-

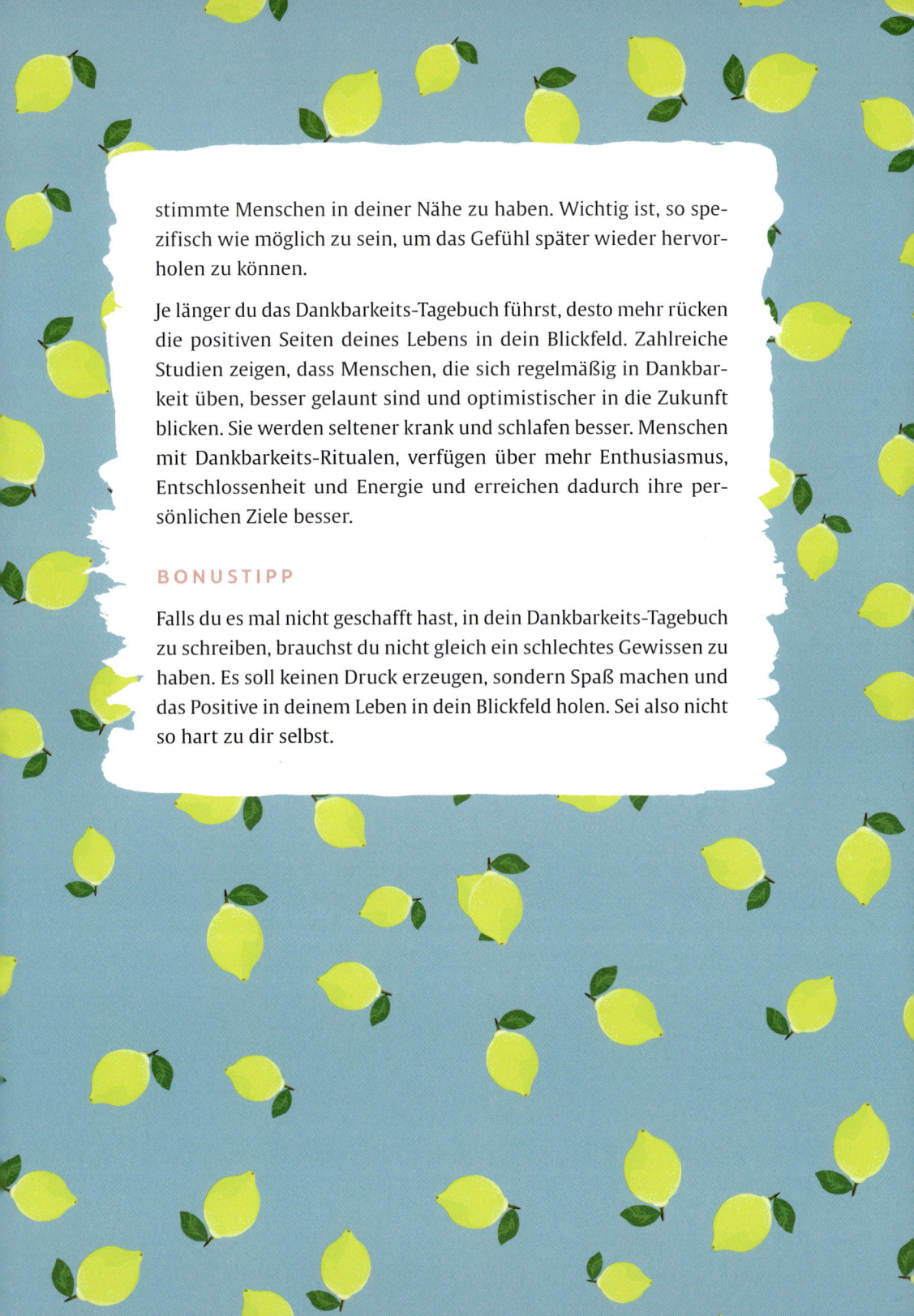

stimmte Menschen in deiner Nähe zu haben. Wichtig ist, so spezifisch wie möglich zu sein, um das Gefühl später wieder hervorholen zu können.

Je länger du das Dankbarkeits-Tagebuch führst, desto mehr rücken die positiven Seiten deines Lebens in dein Blickfeld. Zahlreiche Studien zeigen, dass Menschen, die sich regelmäßig in Dankbarkeit üben, besser gelaunt sind und optimistischer in die Zukunft blicken. Sie werden seltener krank und schlafen besser. Menschen mit Dankbarkeits-Ritualen, verfügen über mehr Enthusiasmus, Entschlossenheit und Energie und erreichen dadurch ihre persönlichen Ziele besser.

BONUSTIPP

Falls du es mal nicht geschafft hast, in dein Dankbarkeits-Tagebuch zu schreiben, brauchst du nicht gleich ein schlechtes Gewissen zu haben. Es soll keinen Druck erzeugen, sondern Spaß machen und das Positive in deinem Leben in dein Blickfeld holen. Sei also nicht so hart zu dir selbst.

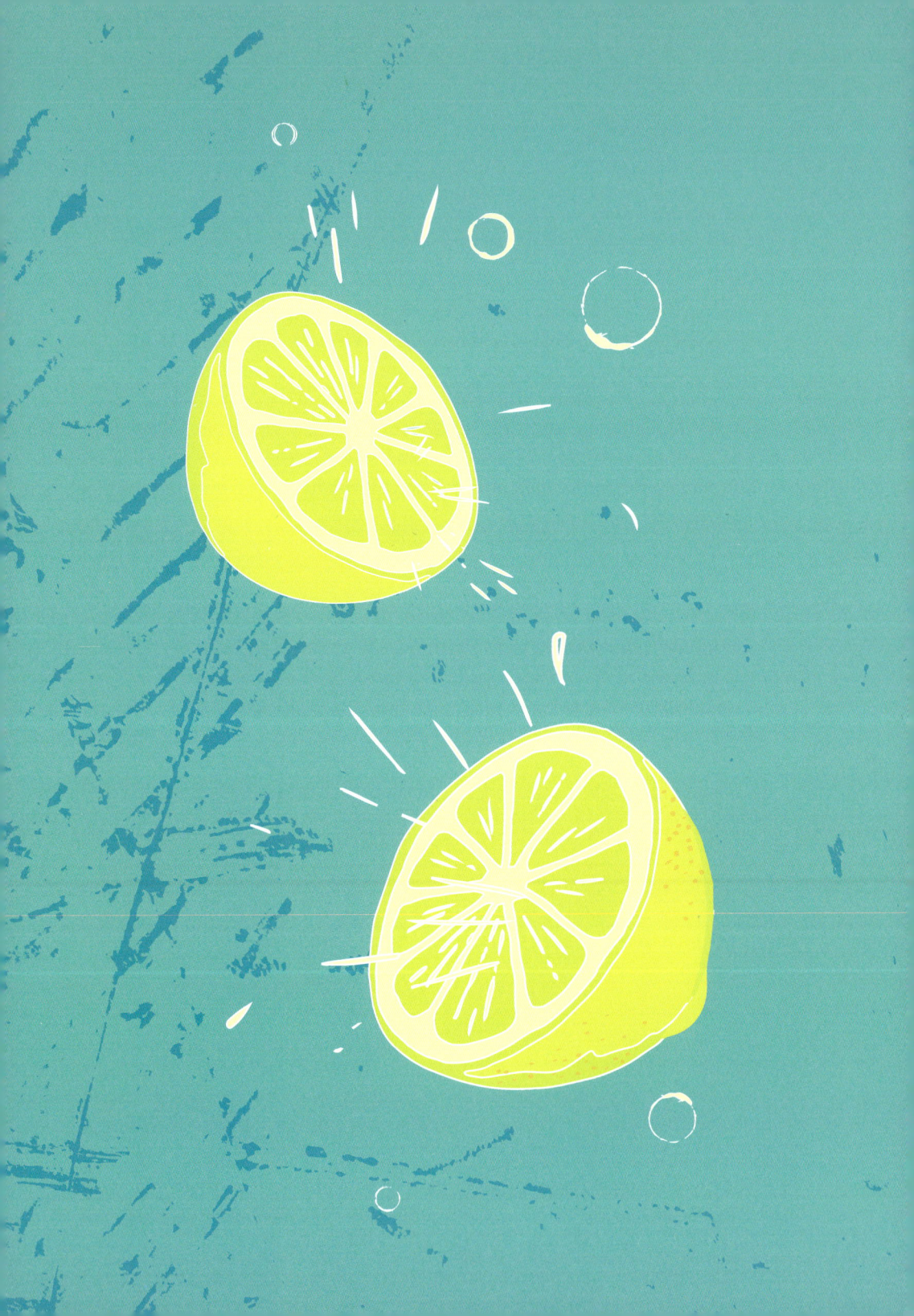

Sauer macht lustig

Jonas knallt eine riesige Obstkiste auf den Küchentresen. Neugierig stecke ich den Kopf hinein. Zitronen! Eine ganze Kiste voller leuchtender, gelber Zitronen. Ich schaue ihn fragend an. »Ich brauche coole Fotos für mein Referat und da es ja um gesunde Ernährung geht, dachte ich …«, lachend beende ich seinen Satz, »…, dass wir ein lustiges Zitronenshooting machen.«

Mein Sohn Jonas ist in der elften Klasse. In der Oberstufe hat er sich für das Profil *Chemie im Menschen. Chemie am Menschen.* entschieden. Da auch an den Hamburger Gymnasien fächerübergreifend gelernt wird, landen die Hobbychemiker immer wieder mal in der Biologie. So wie heute. »Worüber sprichst du in deinem Vortrag?«, frage ich. Jonas hebt feierlich die Stimme. »Mein Thema heute: Wie wir mit der Ernährung unseren Stoffwechsel beeinflussen. Ist total krass, was chemisch so alles im Körper abläuft, Mama.« Er nimmt eine Zitrone in die Hand. »Wenn du die hier isst, freut sich nicht nur dein Immunsystem. Ist auch wichtig, ich weiß. Hast du uns oft genug erzählt.« Ich lächle ihn glücklich an. Ist also doch was hängengeblieben von meinen täglichen Predigten. Jonas ist voll in seinem Element. »Egal, was du in dich hineinstopfst, es löst sofort Reaktionen im Körper aus. Ganze Ketten von biochemischen Reaktionen. Zitronensaft regt beispielsweise die Magensäureproduktion an. Der optimale pH-Wert der Magensäure liegt bei 1,9. Das ist richtig, richtig sauer. Wenn deine Magensäure nicht sauer genug ist, liegen dir deine Mahlzeiten im wahrsten Sinne des Wortes schwer im Magen. Er hat lange zu tun, sie zu verdauen.« Ich hänge begeistert an den Lippen meines Sohnes. »Dann helfen wir ihm doch gleich mal, das Mittagessen zu verdauen. Zwei Zitronen kannst du sicher entbehren.«, lache ich und krame die Presse aus der Schublade.

Heute ist ein guter Tag zum Fotografieren. Der November zeigt sich von seiner netten Seite. Es ist trocken und die Sonne lugt sogar ab und an zwischen den Wolken hindurch. Tageslicht gibt Fotos einen schönen Look, natürlich eben. Verträumt gieße ich das kochende Wasser in die Teetassen. Als ich ein paar Minuten später den Zitronensaft dazugebe, schmunzelt Jonas. »Willst du mal sehen, was passiert, wenn du es andersrum machst? Erst die Säure, dann das Wasser. So ist die Reaktion viel krasser.«

Schneller als ich reagieren kann, habe ich das Tablet vor der Nase. Ein wohl gerade mal Zwanzigjähriger in weißem Kittel schaut durch seine riesige Schutzbrille übertrieben wichtig in die Kamera. Im großen Glas vor ihm wartet ein kleiner Schluck Säure auf das frische Wasser. Fast erwarte ich eine Hokuspokus-Ankündigung mit Trommelwirbel, doch wir sind ja bei den Influencern von heute und nicht im Zirkus aus dem letzten Jahrhundert. Schweigend schüttet der Youtube-Chemiker einen großen Schuss Wasser in das Glas und ich zucke zusammen. Es brodelt und zischt und spritzt in die Höhe. Krass war das richtige Wort. Mit Wasser zu beginnen, ist schon ganz gut.

Auch morgens, habe ich gestern erst gelesen. Ein Glas lauwarmes Wasser gleich nach dem Aufstehen regt den Stoffwechsel an. Der kann den Anschubser gut gebrauchen, um in Schwung zu kommen. Ist schließlich auch nicht mehr der Jüngste.

Jonas probiert sich im Jonglieren. Schnell greife ich die Kamera, die er schon zurechtgelegt hatte. Zitronen wirbeln durch die Luft. Er schnappt sich immer wieder neue Früchte und bald ist der ganze Küchenboden gelb. Ein paar lustige Schnappschüsse sind im Kasten. Wir lachen uns kaputt. Wie gut, dass ich den Videomodus inzwischen auch gefunden habe.

Ich liebe diese jugendliche Unbeschwertheit. Die Leichtigkeit, mit der junge Menschen zumeist an ihr Tagwerk gehen. Wann ist sie mir selbst bloß verloren gegangen? Wann habe ich angefangen, vieles so bitterernst zu nehmen? Und warum eigentlich? Mein Dankbarkeits-Büchlein fällt mir ein. Jeden Abend schreibe ich auf, wofür ich dankbar bin. Ich mache das erst seit wenigen Wochen. Was ich dadurch jetzt schon festgestellt habe? Dass mein Leben voller schöner Begegnungen ist. Dass mich das Zusammensein mit meinen Lieblingsmenschen glücklich macht. Dass sogar Punkte von meiner To-Do-Liste zu Tages-Highlights werden können. Nein, nicht aus Mangel an wirklichen Highlights! Sondern, weil ich Aufgaben auf dieser Liste habe, die ich wirklich gern mache. Vielleicht sollte ich der To-Do-Liste einen neuen Namen geben …

Tipp

Hast du schon mal darüber nachgedacht, welche der täglichen Aufgaben du vielleicht wirklich gern machst? Nicht alles muss als anstrengende Arbeit empfunden werden. Such dir das Schöne in deinem Alltag und übe dich in Dankbarkeit!

Der Sohn reißt mich aus meinem Gedankenstrom. »Grübelst du schon wieder? Hättest du zwischen deinen komischen Gedanken Lust, mir zu helfen?« Nichts lieber als das. »Wer weiß, wie lange du sowas noch mit mir machen willst«, liegt mir auf der Zunge, doch ich nicke nur begeistert.

Shootings kenne ich aus der Agentur. Zuerst überlegt man sich mögliche Motive. Wir malen Gesichter auf die Zitronen und bauen Pyramiden. Dann schneiden wir die sauren kleinen Gute-Laune-Früchtchen auf und beißen hinein. Es klickt und klickt. Ich fange mit der Kamera alles ein, was Jonas sich ausdenkt. Wir basteln Zitronenketten und -ohrringe und Jonas probiert, ob beim Küssen einer Zitrone eine Prinzessin daraus wird. Was für ein fröhlicher Nachmittag zu zweit! Das pure Glücksgefühl durchströmt meinen Körper.

Wir sind schon beim Aufräumen und Zitronenkuchen backen, als Jonas plötzlich innehält. »Mama, wovon hast du geträumt, als du so alt warst wie ich?« Was für eine große Frage! Ich lehne mich zurück und mein Gehirn fängt an zu rattern. »Ich wollte immer mit Kindern arbeiten, ihnen etwas weitergeben.« Ich muss schmunzeln. »Je älter ich wurde, desto größer sollten auch die Kinder werden, die ich unterrichte.« Jonas nickt. »Du hast doch auch Pädagogik studiert, oder? Mit uns hattest du jedenfalls immer super viel Geduld. Weißt du noch, die französischen Vokabeln haben wir besonders geliebt.« Daran kann ich mich gut erinnern. »Und vom Reisen habe ich immer geträumt. Von fernen Ländern und fremden Kulturen. Ich wäre so gern nach der Schule als Au Pair irgendwohin gegangen. Wahrscheinlich waren deshalb auch Englisch und Geografie meine Lieblingsfächer.« Ich rühre den Kuchenteig an und tagträume mich in die Ferne. Am liebsten würde ich sofort die Koffer packen.

»Reisen kannst du doch auch jetzt noch. Wo würdest du hinfahren, wenn du morgen loskönntest?«, fragt Jonas, während er die Zitronen für den Kuchen auspresst. »In die Mongolei, in die Wüste. Und in die chilenischen Anden.«, sprudelt es aus mir heraus. »In die Wildnis von Kanada. Zum Karneval in Rio. In einen indischen Ashram.« Nicht nur Jonas staunt über meinen Gefühlsausbruch. »Mir fallen so viele Orte ein, die ich gern sehen würde, Jonas. Ich könnte mich wahrscheinlich gar nicht entscheiden.« Ich muss an all die schönen Urlaube der letzten Jahre denken. »Wir haben auch schon wirklich tolle Reisen zusammen gemacht. Die Urlaube sind nur immer so kurz. Ich würde gern mal länger an einem Ort bleiben. Sodass ich wirklich sehe, wie die Menschen leben, was ihnen wichtig ist. Darüber würde ich dann schreiben. Davon habe ich in deinem Alter auch geträumt, Jonas: ein Buch zu schreiben.« Jonas streicht den Kuchenteig glatt und macht sich ans Ausschlecken der Schüssel. Ich muss lächeln, denn

Tipp

Lass dich unbedingt auf schöne Gedankenspiele ein, auch wenn dein Verstand sie gleich wegschieben will. Manchmal muss man ihn einfach ignorieren.

plötzlich sehe ich ihn in Kleinformat vor mir: beim Plätzchenbacken und Teig naschen. Kinder werden groß, aber es gibt Dinge, die ändern sich wohl nie. Wie schön! Den Löffel wie einen Zeigestock in meine Richtung haltend, schaut mich mein Sohn ernst an. »Das waren jetzt drei Träume, die du dir alle noch nicht erfüllt hast, Mama.« Mein Herz voller Liebe wuschle ich ihm durch sein volles Haar. »Weißt du, wovon ich noch geträumt habe, als ich klein war? Von einer eigenen Familie. Von einem Mann, der mich liebt und zwei kleinen Jungs, die mir das Leben versüßen.«

Jonas hält kurz inne, als würde er überlegen, ob er seinen nächsten Gedanken aussprechen sollte. »Aber du weißt schon, dass Tom und ich wahrscheinlich nächstes Jahr ausziehen? Wir sollen nicht hier in Hamburg studieren, das habt ihr uns selbst gesagt.« Das ist wahr und dazu stehe ich auch noch immer. Für mich wäre es damals definitiv besser gewesen, nicht in meiner Heimatstadt zu studieren. Aber wenn Jonas das so sagt, werde ich doch wehmütig. »Vielleicht ziehen meine Jungs nicht ganz so weit weg«, versuche ich mich selbst zu trösten.

Ich merke, dass Jonas mit seiner Frage nach meinen Träumen etwas in mir angestoßen hat. Es ist Ewigkeiten her, dass ich über meine Träume nachgedacht habe. Ich hatte sie tatsächlich fast vergessen. Doch offensichtlich sind sie noch da. Im Bauch kribbelt es heftig.

»Wie kommst du eigentlich auf diese Frage, Jonas?«, will ich von meinem Sohn wissen, der die verbleibenden Zitronen in die Kiste sortiert. »Ach, wir hatten gestern einen Gastvortrag in der Schule, von irgend so einem Glückscoach. Der hat uns erzählt, dass wir uns unbedingt mit unseren Träumen und Wünschen beschäftigen sollen. Sonst landen wir irgendwann im Hamsterrad. Die meisten Erwachsenen rennen wohl so durch ihr Leben und schaffen es nicht, anzu-

Tipp

Wann hast du zuletzt über deine Träume nachgedacht? Stöbere in einer ruhigen Minute doch mal in deinen Erinnerungen. Was wolltest du als Kind unbedingt erleben, schaffen oder einfach ausprobieren?

halten. Wäre doch aber eigentlich ganz cool, wenn der Hamster mal schauen könnte, was es noch so gibt. Der Typ hatte ein paar ganz nice Übungen dazu.«

Ich muss lachen. »Hab ich dir schon erzählt, dass ich als Kind einen Goldhamster hatte? Charly hieß er. Ganze Nächte hat der Arme sich in seinem Hamsterrad abgerackert. Ich höre es noch immer quietschen.« Jonas nickt mitfühlend. »Klingt nicht wirklich lustig, Mama. Für den Hamster, meine ich. Fressen, schlafen, sich im Hamsterrad einen Wolf rennen und wahrscheinlich noch ein bisschen an den Käfigstäben nagen. Was für ein ödes Leben.« Ich versuche zu protestieren. »Einmal am Tag habe ich ihn rausgenommen. Wir haben gekuschelt und er durfte mein Zimmer erkunden. Einen Zaun musste ich vorher immer bauen, sonst wäre er hinterm Schrank verschwunden.« Jonas zieht die Augenbrauen hoch. »Einmal am Tag spazieren gehen. Immer die gleiche Runde. Echt erfrischend, oder.« Mein Sohn hat wohl seine ironische Ader entdeckt. Dieser Coach muss ihn tatsächlich beeindruckt haben »Jetzt vergleiche das Hamsterleben mal mit eurem Leben. Euer Alltag ist doch auch immer gleich. Also ich weiß, dass ich keinen Bock auf immer gleiche, langweilige Tage habe.«

Es gibt Lebensphasen, die funktionieren ohne feste Routine nicht. Dann braucht der Alltag eine Struktur, weil er naturgegeben sehr voll ist. Die Jahre mit kleinen Kindern gehören definitiv dazu. Da ich das Gespräch mit meinem Sohn nicht killen will, behalte ich diesen Gedanken für mich. »Wie sollte ich denn deiner Meinung nach mein langweiliges Hamsterleben ändern, mein lieber Sohn?«, frage ich stattdessen mit leicht bockigem Unterton.

Jonas überlegt. »Wusstest du, dass es auch Omas und Opas gibt, die als Au Pair ins Ausland gehen? Wenn es damals nicht ging, mach es doch jetzt! Oder fahr mit Papa einmal um die Welt. Diese Around-the-world-Tickets sollen gar nicht so teuer sein. Noch viel cooler ist es aber bestimmt mit dem Fahrrad. Kira macht das nach dem Abi mit ihrer besten Freundin. Sie buchen sich nur die Flüge von Kontinent zu Kontinent und radeln dazwischen durch ganz viele Länder. Ein ganzes Jahr wollen sie mit ihrem Tandem unterwegs sein. Die Planung läuft schon auf Hochtouren.« So aufregend ich das finde, kramt mein Muttergehirn sofort tausende lauernde Gefahren für zwei alleinreisende junge Mädels aus. Ich schüttle sie ab und wende mich Jonas zu. »Von den Au-Pair-Omas habe ich schon gehört. Das fällt aber aus, ich will ja nicht allein reisen. Unsere Fahrradtouren hingegen habe ich geliebt! Kannst du dich an unsere achthundert Kilometer über den Elberadweg erinnern?« Jonas stemmt die Hände in die Hüften und fragt schnippisch: »Meinst du die Tour, bei der eure Räder doppelt so groß waren wie unsere?« Ich muss lachen. »Genau die Tour meine ich! Aber bis in die Mongolei ist es mir selbst mit großen Rädern zu weit.«

Eine Stimme aus dem Flur mischt sich ein. »Ihr plant doch wohl nicht die großen Flugreisen, oder? Denkt mal an euren ökologischen Fußabdruck.« Jonas' Zwillingsbruder Tom hat sich offenbar ins Haus geschlichen. »Bis in die Wüste wird das zwar schwer, aber wie wäre es denn mit Segeln? Ist viel umweltfreundlicher.« Die Jungs klatschen sich ab, ich hole mir auf Zehenspitzen meinen Begrüßungsdrücker. »Von den Weltumseglern habe ich zu viele Gruselgeschichten gelesen, Tom. Beim Tornado mitten im Pazifik durchzukentern, ist mir definitiv zu viel Abenteuer.« Die Zwillinge zucken einhellig mit den Schultern. »Ihr wisst doch, dass ich Schiss vor Wasser habe.«, druckse ich vor meinen eigenen Kindern herum. »Ist einfach nicht mein Element. Seid froh, dass Ihr in dieser Beziehung die Gene von eurem Vater geerbt habt.« Mit einem leidenschaftlichen Windsurfer und einem Segler, der bei jedem Wetter auf Jollen und Yachten umherturnt, bleibt mir nur, schnell das Thema zu wechseln. »Brauchst du vielleicht ein paar Zitronen, Tom?« Ich lüfte den Deckel der Kiste, in die wir sie gerade zurückgepackt hatten. Tom greift hinein, schnappt sich ein Mes-

> ### Tipp
>
> Jede Lebensphase erfordert ein anderes Maß an Struktur und Routinen und gibt damit einen größeren oder kleineren Spielraum für die ganz persönliche Freiheit. Wo stehst du gerade?

ser und grinst uns breit an. Er hält uns das Schneidebrett mit der auf-
geschnittenen Zitrone entgegen: »Jeder ein Viertel!«

Später beim Abendessen erzählen wir meinem Mann Marc vom
nachmittäglichen Zitronenshooting und wie wir gleichzeitig in die
Zitrone gebissen haben. In mir zieht sich sofort wieder alles zusammen und auch die Jungs sehen nach Phantomschmerz, oder besser
Phantomziehen, aus. Die ausgelassene Stimmung vom Nachmittag
macht sich wieder breit.

Da fällt Jonas unser Gespräch wieder ein. »Mama, wir waren vorhin bei eurer Weltreise stehengeblieben.« Marc schaut erstaunt auf.
»Unsere Weltreise? Mensch, was ich heute alles verpasst habe,
nur weil ich im Büro war!« Wie er das so sagt, tut er mir richtig leid. Es ist schon unfair, dass er das tägliche kleine Famili-
englück so oft verpasst. Von wie vielen ersten Malen ich ihm
nur erzählen konnte: das erste Lächeln, das erste Wort, die
ersten Schritte. Bis hin zu solchen Nachmittagen wie heute.
Seitdem ich mein Dankbarkeits-Tagebuch führe, sind mir diese
gemeinsamen Zeiten mit unseren Kindern noch bewusster geworden. Ich genieße sie viel, viel mehr.

»Jonas hat mich nach meinen Träumen von früher gefragt.«, kläre
ich meinem Mann auf. »Und da hast du nicht mich beschrieben?«,
fragt Marc prompt, eine dicke Schnute ziehend. Jonas rettet mich.
»Doch, Papa. Du und wir waren safe dabei. Aber es ging um die
Träume von Mama, die noch nicht erfüllt sind.« Er erzählt noch einmal ausgiebig vom Glückscoach und seinem Hamsterrad, von Träumen, die man nicht vergessen soll und vom Leben, das einfach abläuft. Marc lauscht den Worten seines Sohnes aufmerksam. »Und du
findest, wir führen ein langweiliges Hamsterleben?« Jetzt schaltet
sich Tom ins Gespräch ein. Der ältere unserer Zwillinge ist der ruhi-
gere von beiden. Doch wenn er was sagt, haben seine Worte es oft in
sich. »Na ja, so viel Aufregendes passiert jetzt nicht bei euch. Ihr arbeitet von früh bis spät und am Wochenende putzt ihr das Haus und
grabt den Garten um. Abends seid ihr immer voll müde, manchmal
schlaft ihr schon beim Film ein. Unsere supertollen Fußballspiele sind

wahrscheinlich eure Highlights.« Wenn man die Kinder dazu ermutigt hat, sich eine eigene Meinung zu bilden und diese auch zu artikulieren, kann das manchmal ganz schön hart sein. Mir fehlen glatt die Worte, Marc scheinbar auch. Wir schauen uns an, denken offensichtlich dasselbe und setzen zum Protest an. Doch Jonas ist schneller und flüstert fast: »Ich glaube, Tom hat recht.«

Die Worte unserer Teenager hängen im Raum. Die fröhliche Stimmung ist wie weggeblasen. Nach dem Essen verdrücken sich die Kinder in ihre Zimmer. Marc holt einen Rotwein aus dem Keller. Schweigend schaue ich zu, wie er den Korken zieht und der Wein in die bauchigen Gläser plätschert. Ich schließe die Augen und atme das fruchtige Aroma ein. »Weißt du noch, wie wir abends immer vor dem Bulli saßen?«, lächle ich meinen Lieblingsmann an. Er weiß er sofort, wovon ich rede. »Ein Plätzchen am Meer, zwei Campingstühle und einen guten Rotwein.« Er prostet mir zu und sein Blick wird ganz verklärt. »Mehr brauchten wir damals nicht, Moni.« Er nimmt meine Hand und zieht mich zu sich. Was Marc so dahinsagt, löst in meinem Kopf sofort einen Shitstorm aus. »Die Zeiten sind vorbei, wir haben ja Kinder, dafür sind wir jetzt zu alt …« Mein Gehirn spuckt wie auf Knopfdruck genau die Gedanken aus, die mich immer wieder in die Realität zurückkatapultieren.

Doch mein Mann ist Feuer und Flamme. »Moni, warum machen wir das nicht nochmal? Wir mieten einen VW-Bus und fahren einfach los. Nur wir zwei.« Er nimmt einen Schluck Wein und schaut mich fragend an. »Findest du unser Leben öde? Eintönig und sterbenslangweilig?«, frage ich zurück, lasse ihm aber keine Chance zu antworten. »Jonas hat heute irgendetwas in mir angestoßen. Dieser Glückscoach hat nicht nur ihm einen Floh ins Ohr gesetzt. Seine Träume leben, das sagt sich so leicht. Meinen größten Traum erfüllt ihr drei mir doch. Jeden verdammten Tag. Deshalb dreht sich meine Welt doch um die Jungs.«, sage ich und hauche Marc ins Ohr »… und in den letzten Jahren viel zu wenig um dich.« Er drückt mir einen Schmatzer auf die Stirn. »Aber wenn dein Traum doch das Reisen ist, dann lass uns eine Bullitour machen. Das ist Reisefeeling pur vom ersten Kilometer an.

Erinnerst du dich? Bei achtzig km/h den Trucks hinterher. Der Weg ist das Ziel. Mehr Reisen geht nicht.«

Ich schüttle energisch den Kopf. »Das war superschön, keine Frage! Aber wenn ich wirklich träume, denke ich nicht an einen kurzen Urlaub. Ich will meine Träume leben. Jeden Tag.« Marc schaut mich verdutzt an. »Kannst du dir nicht auch vorstellen, ein ganzes Jahr unterwegs zu sein? Oder noch länger? So, dass wir wirklich mal woanders leben. Oder reisend leben. Nicht nur als Touris bei den Menschen auftauchen, die nach ein paar Tagen wieder weg sind. Ich wünsche mir, die fremden Kulturen wirklich zu erleben. Soviel Zeit zu haben, dass wir uns auf die Menschen einlassen können. Vielleicht sogar ein bisschen aufgenommen werden, dazu gehören.« Mein Mann runzelt die Stirn und zieht die Mundwinkel hoch. »Lass mich raten: Und dann willst du darüber schreiben?«

Ich muss lachen. Er kennt mich halt. Seit mehr als zwanzig Jahren sind wir verheiratet und mein Mann überrascht mich immer wieder. Diesmal bin ich echt gerührt. Es ist sehr, sehr viele Jahre her, dass ich davon gesprochen habe, ein Buch schreiben zu wollen. »Ja, vielleicht. Ich weiß nicht.«, druckse ich herum und merke, dass mir dieser Gedanke zwar gefällt, aber irgendwie zu groß erscheint. Doch dann kommt mir die zündende Idee. »Ich kann ja erstmal einen Reiseblog schreiben«, platzt es aus mir heraus, »wie diese Heike, die gerade mit Mann und Hund auf großer Tour ist.« Marc weiß offensichtlich nicht, von wem ich rede. »Die sind gerade im Iran, glaube ich. Mit einem coolen alten Landrover. Ich hab dir mal ihren Blog gezeigt.« Jetzt macht es klick. »Die mit dem lustigen strubbeligen Hund?« Nickend hole ich das Tablet, doch Marc wehrt mit Blick auf seine Uhr ab. »Muss ich mir morgen anschauen, Süße. Ich bin zu müde und muss früh raus. Der erste Flieger ist wieder mal meiner.« Ich habe gar nicht gemerkt, wie die Zeit verflogen ist. Den Wein haben wir auch geschafft, das passiert uns nicht oft. Mit unseren Träumen und Reiseideen können wir offensichtlich ganze Abende füllen. Dabei habe ich das Gefühl, wir haben gerade mal an der Oberfläche gekratzt.

Während Marc nach kurzer Zeit vor sich hin schnarchelt, hüpfen meine Gedanken noch länger aufgeregt durch meinen Kopf. Irgendwann siegt auch bei mir die Müdigkeit.

Am nächsten Morgen schrecke ich hoch, weil ich das Gefühl habe, der Wecker für Marc habe nicht geklingelt. Hat er auch nicht. Mein Mann hat ihn vorher ausgestellt und sich so leise rausgeschlichen, dass ich ihn nicht gehört habe. Voller Liebe streiche ich über sein Kopfkissen. Es ist kurz vor sieben. In ein paar Minuten muss ich raus.

Ich muss Jonas unbedingt noch ausquetschen, welche Tipps der Glückscoach gegeben hat. Wie man aus dem Hamsterrad herauskommt. »Einfach machen«, liest man so oft. Ist immer leichter gesagt als getan, finde ich. »Guten Morgen, ihr zwei«, zwitschere ich fröhlich, als meine Zwillinge in die Küche geschlappt kommen. Tom zeigt auf die leere Weinflasche. »Musstet ihr euch gestern betrinken, nach meinem bösen Spruch? Tut mir übrigens leid. Ich wollte nicht fies sein.« Schneller als er reagieren kann, hat er sich einen Stirnkuss von mir eingefangen. »Alles gut, Tom. Ihr habt ja recht. Und ich kann nicht leugnen, dass ihr damit bei mir was in Bewegung gebracht habt. Das wird nicht der letzte Wein gewesen sein, zu dem euer Vater und ich über unsere Zukunft gesponnen haben.« Die Jungs werden hellhörig. »Macht ihr doch eine Weltreise?«, hakt Jonas nach. Ich schüttle den Kopf. »So schnell sind wir dann doch nicht. Mach mal langsam mit den alten Pferden.« Tom grinst breit. »Alte Pferde haben nicht mehr viel Zeit.«, und hebt unschuldig die Hände. »Hast du gesagt, Mama.« Lachend packe ich das zweite Frühstück für die Jungs ein und lege jedem eine Zitrone obenauf. »Sauer macht lustig, Jungs. Und wehe, die wird nicht gegessen.« Gerade, als sie zur Tür raus sind, fällt mir der Glückscoach wieder ein. Ich reiße die Haustür nochmal auf.

Tipp

Ein Abend zu zweit, an dem nicht über die Kinder oder den Beruf gesprochen wird, kann Wunder wirken. Frag deinen Partner doch mal nach seinen großen Träumen! Vielleicht eröffnet sich eine ganz neue Welt für euch beide.

»Jonas, können wir nachher nochmal über den Hamster reden? Und was der Glückscoach noch gesagt hat?« Ein Daumen hoch kommt zurück, dann radeln sie auf die Straße.

Heute ist Freitag. Ich muss nicht ins Büro. Nachdem ich Einkäufe, Haushalt und Co. erledigt habe, gönne ich mir meinen Alleine-Spaziergang. Der gehört seit vier Wochen zu meinem mehr Me-Time-Programm. Anna, meine Lieblingskollegin, hatte mich darauf gestoßen. Nachdem ich mich mal wieder bei ihr ausgeheult hatte, weil ich mich so getrieben und alleingelassen fühlte, hat sie mir diesen Artikel vor die Nase gehalten, in dem vom Glück durch bewusste Me-Time geschrieben wurde. Ehrlich gesagt, hatte ich anfangs gar keine Lust, allein rauszugehen. Aber irgendwie hat es mich doch gereizt, also habe ich es ausprobiert. Heute habe ich mich richtig auf meinen Spaziergang durch den nahegelegenen Wald gefreut. Der Sommer zog sich fast bis in den Oktober in diesem Jahr, so dass jetzt erst die bunten Blätter von den Bäumen geweht werden. Wo ich gerade mit meinen Gummistiefeln durch das Laub raschle, fällt mir der Begriff Waldbaden ein. Ich werde mal googeln, was damit gemeint ist.

Den Kopf ordentlich durchgepustet, kuschle ich mich zu Hause mit einem Chai-Tee und dem Tablet aufs Sofa. Ich muss unbedingt auf autowanderer.de lesen, wie Heike und ihr Mann losgefahren sind. Vielleicht hat sie im Blog auch beschrieben, wie sie sich vorbereitet haben. Was man alles braucht und wie überhaupt die Entscheidung gefallen ist. Marc war gestern gar nicht abgeneigt. Zumindest hat er nicht gleich abgewinkt. Zufrieden lächelnd vertiefe ich mich in den Reiseblog.

Die Klingel reißt mich aus meiner Lektüre. Ich springe auf und werfe im Vorbeigehen einen Blick auf die Küchenuhr. Oh, ich habe fast zwei Stunden gelesen. Tom und Jonas stehen lachend vor der Tür. »Was ist so lustig?«, frage ich und lasse sie rein. Tom hält mir sein

Tipp

Bleib an Themen, die dir wichtig sind, unbedingt dran. Oft geraten die eigenen Wünsche im Trubel des Alltags zu schnell in Vergessenheit.

Handy vors Gesicht und blättert mit dem Daumen durch die Fotos. Herrlich! Offensichtlich hat Tom einige Mitschüler gefunden, die in eine Zitrone gebissen und sich dabei haben filmen lassen. Ich sehe einige Kandidaten, die den Preis für das lustigste Ich-beiße-in-eine-Zitronenscheibe-Gesicht bekommen könnten.

Was bin ich froh, dass ich heute nicht kochen, sondern nur schnell den Eintopf von gestern warm machen muss. Zehn Minuten später sitzen wir Suppe löffelnd am Tisch. Jetzt will ich aber endlich wissen, was der Glückscoach gestern noch erzählt hat. »Jonas, gab es eigentlich auch Tipps, wie man aus dem Hamsterrad rauskommt? Das ist so leicht gesagt, finde ich.« Jonas schaufelt sich die zweite Portion Suppe in seine Schüssel und nickt. »Der Typ meint, dass viele Erwachsene ihre Träume gar nicht mehr kennen. Sie wissen zwar, was sie alles nicht mehr wollen, was ihnen so richtig auf die Eier geht. Aber sie haben keine Ahnung, wie ihr Leben stattdessen aussehen soll.«

Tipp

Zu erkennen, was man nicht mehr will, ist ein guter erster Schritt zu mehr *Ich* im Leben. Versuch im nächsten Step, dich mehr darauf zu besinnen, was du selbst willst, wovon du gern mehr in deinem Leben hättest.

Das kommt mir bekannt vor. Habe ich Anna letzten Monat doch ausführlich erzählt, was mich jeden Tag aufs Neue nervt. »Und wie findet man heraus, was man will?«, dränge ich Jonas weiter. »Du kannst ein Visionboard basteln.« Ich sehe meine Jungs mit großen Augen an. »Was ist das denn?«. Tom hebt unwissend die Arme. »Du brauchst alte Zeitschriften. Haben wir sowas überhaupt noch?« Da wir fast nur noch digital lesen, eine berechtigte Frage. »Nicht viele, aber wir kriegen bestimmt welche von Oma. Wozu brauchen wir die?« Jonas schnappt sich das Tablet und gibt *Visionboard* in die Suchmaschine ein. »Zeig ich euch.« Er klickt die Bilderergebnisse an und hunderte bunte Collagen werden sichtbar. »So sehen Visionboards aus. Dream Boards oder Zielcollagen werden sie auch genannt. Als erstes nimmst du dir Zettel und Stift und schreibst alles auf, was du dir in deinem Leben noch vorstellen könntest. Worauf du Bock hättest, wenn es keine Grenzen gäbe.«

Ich merke, wie die Vernunft sich in meinem Kopf meldet und Widerspruch einlegen will »Das sagt sich so leicht.« Jonas seufzt leicht genervt. »Du ignorierst einfach, wenn dein Kopf gleich protestieren will, Mama. Als wenn es keine Grenzen in Sachen Geld oder Fitness oder wobei auch immer gäbe. Und du schreibst alles auf, was dir in den Sinn kommt. Keine Vision ist zu groß, alles ist erlaubt. Kriegst du das hin?« Ich überlege und merke, dass mein Gehirn direkt schon dichtmachen will. »Ich weiß nicht, Jonas. Vielleicht fällt mir gar nichts ein.« Tom schaltet sich ein. »Klingt doch gar nicht so schwer. Musst du ja nicht in fünf Minuten machen, Mama. Leg dir einen großen Zettel in die Küche und sammle über ein paar Tage. Immer, wenn dir was einfällt, schreibst du es dazu. Darfst nur nix wegstreichen. Nicht vorher im Kopf und nicht auf dem Zettel.« Jonas nickt ihm zu. »Genau so! Und dann kommen die Zeitschriften ins Spiel. Dafür nimmst du dir mal zwei Stunden am Stück. Du blätterst sie einfach durch und sobald dich ein Bild anspricht, schneidest du es aus. Egal, was es ist – ohne viel nachzudenken.«

Ich schaue mir die Bilder am Tablet genauer an. Einige Collagen gefallen mir auf Anhieb. »Kann ich mir nicht einfach hier eins aussuchen?« Die Jungs verdrehen die Augen. »Nein, Mama! Du sollst ja deine eigenen Träume entdecken. Das Spannende ist, dass man wohl automatisch bei Bildern landet, die irgendwie mit den eigenen Träumen zu tun haben. Also wenn man wirklich nicht nachdenkt, sondern sich einfach von seinem Bauchgefühl leiten lässt, hat der Coach gesagt.« Ungeduldig blättere ich durch noch ein paar dieser Visionboards. »Du meinst, intuitiv? Und was ist mit dem, was auf vielen noch draufsteht? *Freiheit, Mehr Ich* und *Simplify your life*«, lese ich laut vor. Jonas hat voll den Durchblick. »Es müssen nicht nur Bilder sein, auch Sprüche oder Zitate. Oder eben ein einzelnes Wort, das dir gerade wichtig erscheint.« Allmählich fällt der Groschen auch bei mir. »… oder eine Sehnsucht auslöst.«, ergänze ich.

Wir haben unsere Suppe leergelöffelt und Tom schneidet den Zitronenkuchen auf. »Was machen wir denn noch mit den vielen Zitronen?« Mir fällt der Slogan eines meiner Lieblings-Onlinemagazine ein. »Wenn dir das Leben Zitronen schenkt, mach Limonade draus.«, gebe ich zum Besten. »… oder hol dir Salz und Tequila.«, ergänzt Tom frech grinsend. Sofort regt sich die Vernunft in mir und will den Siebzehnjährigen in die Schranken weisen. Doch ich kann den Erwachsenenspruch gerade noch zurückhalten, stimme spontan in das Lachen meiner Söhne ein und fühle mich leicht und beschwingt.

Das Visionboard

Ein Visionboard hilft dir, deine Wünsche, Träume und Sehnsüchte in Form einer Collage zu visualisieren und manifestieren. Dieses fast magische Tool, mit dem du dir dein zukünftiges Leben bildlich gestaltest, entsteht mithilfe von Fotos, Zitaten, Illustrationen und Texten in Form einer großen Collage. So wird´s gemacht:

TRÄUME UND WÜNSCHE AUFSCHREIBEN

Schreib deine Träume, Ziele und Visionen auf. Wichtig dabei ist, dass du dir keine Grenzen setzt. Notiere einfach alles, was dein Herz schneller schlagen lässt. Geh dabei gedanklich durch alle Lebensbereiche: Liebe und Partnerschaft, Familie und Freundschaft, Abenteuer und Urlaub, Beruf und Finanzen, Wohnort und Freizeit, Sexualität und Spiritualität. Verbanne die Stimme in deinem Kopf, die dir einreden will, das sei unmöglich oder das schaffst du nie. Je größer du dich traust zu träumen, desto besser!

DEN TRÄUMEN BILDER GEBEN

Organisiere dir einen Stapel alte Zeitschriften. Blättere sie durch und schneide alle Bilder, Zitate, Überschriften, Fotos und Illustrationen aus, die dir spontan gefallen. Du wirst automatisch zu Bildern greifen, die deine Ziele entsprechend des Gefühls, das du damit verknüpfst, widerspiegeln.

GESTALTE DEIN VISIONBOARD

Such dir einen schönen Untergrund für dein Visionboard: ein Plakat, ein Holzbrett, eine Pinnwand – was auch immer dir gefällt. Nun puzzle die Bilder und Texte nach Herzenslust zusammen, so dass daraus eine bunte Collage entsteht und klebe sie auf.

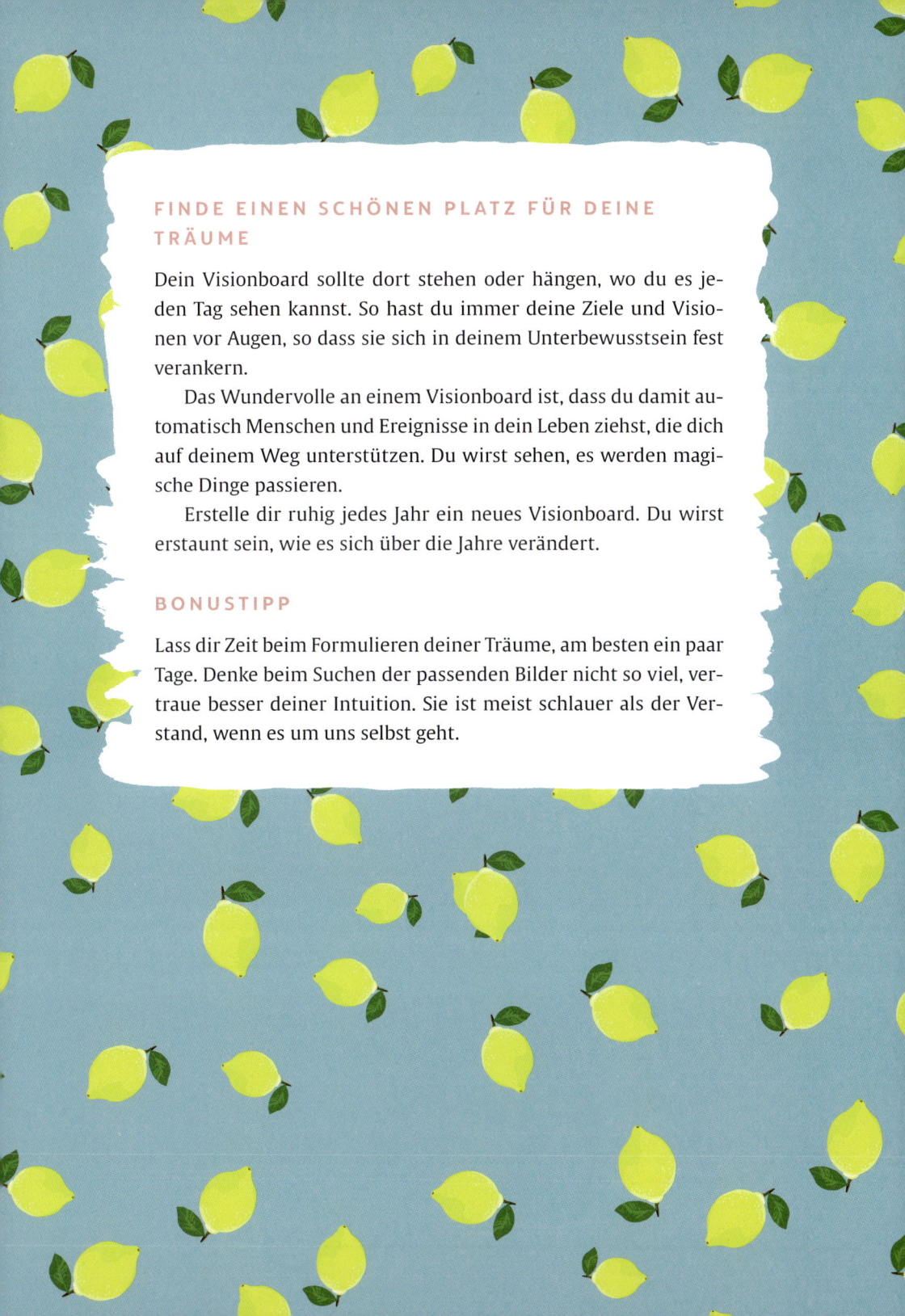

FINDE EINEN SCHÖNEN PLATZ FÜR DEINE TRÄUME

Dein Visionboard sollte dort stehen oder hängen, wo du es jeden Tag sehen kannst. So hast du immer deine Ziele und Visionen vor Augen, so dass sie sich in deinem Unterbewusstsein fest verankern.

Das Wundervolle an einem Visionboard ist, dass du damit automatisch Menschen und Ereignisse in dein Leben ziehst, die dich auf deinem Weg unterstützen. Du wirst sehen, es werden magische Dinge passieren.

Erstelle dir ruhig jedes Jahr ein neues Visionboard. Du wirst erstaunt sein, wie es sich über die Jahre verändert.

BONUSTIPP

Lass dir Zeit beim Formulieren deiner Träume, am besten ein paar Tage. Denke beim Suchen der passenden Bilder nicht so viel, vertraue besser deiner Intuition. Sie ist meist schlauer als der Verstand, wenn es um uns selbst geht.

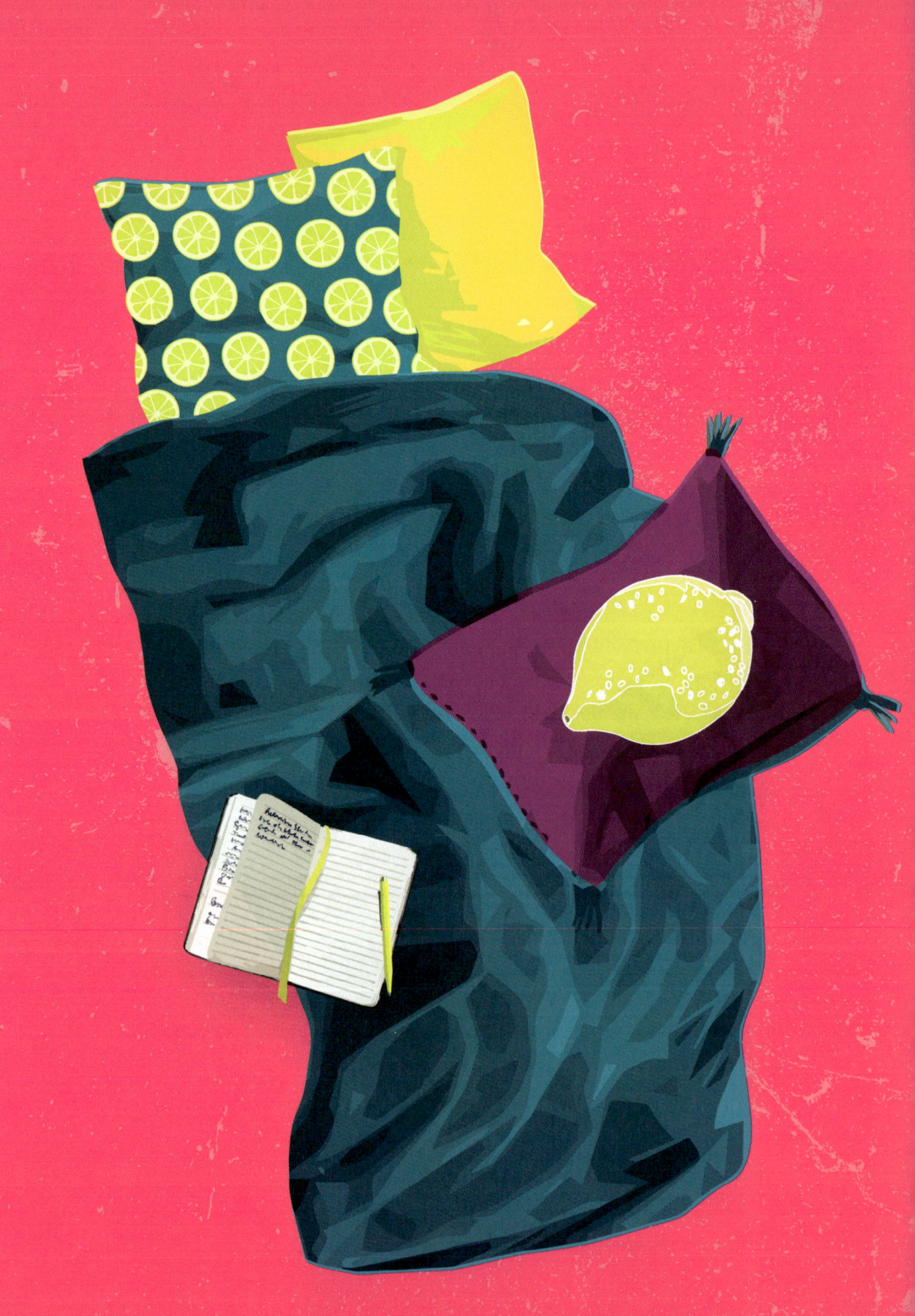

Zeig deinen Lemonnights die rote Karte

›Nicht schon wieder‹, denke ich genervt und stolpere ins Bad. Es ist tiefdunkle Nacht, allerbeste Tiefschlafzeit. Mal wieder hat die Blase meinen dringend notwendigen Schönheitsschlaf jäh unterbrochen. Ich hocke wie ein Embryo auf dem Klo und schleiche mich mit noch immer fast geschlossenen Augen zurück ins Schlafgemach. Bloß nicht richtig wachwerden. Der Wecker leuchtet mir munter in die Sehschlitze: 2:46 Uhr. Ich ziehe mir die Biberwäsche-Bettdecke bis über die Ohren und will wieder in die Tiefen meiner nächtlichen Traumwelt abtauchen.

Es ist 3:15 Uhr, als der Wecker mich erneut anblinzelt. Ich liege nicht mehr unter der Bettdecke. Die letzten Wallungen eines Hitzeschubes laufen mir über den Rücken. Mein Schlafshirt klebt am Körper. Einen Moment genieße ich die kühlende Luft, dann beginnt die Fröstelphase. Mein Gehirn hat das Thermostat heruntergedreht und die Sprinkleranlage eingeschaltet. Überlebensmodus, ich weiß. Meine Dankbarkeit hält sich in Grenzen. Gereizt drehe ich die Bettdecke um, so dass ich mich in die zwar kalte, aber trockene Seite kuscheln kann.

Mein Körper befindet sich im tiefsten Schlafmodus. Doch irgendeine meiner kleinen grauen Zellen hat soeben beschlossen, ihm einen Streich zu spielen. Was dieses besondere Exemplar der Zellenspezies in mir mehr liebt als alles andere auf der Welt ist nämlich, nachts Karussell zu fahren. Ohne Körper macht das wohl nur halb so viel Spaß, deshalb lässt die Zelle einfach die Gedanken kreisen. Inhaltlich geht es ihr auch heute nicht um tiefgründige philosophische Probleme. Sie steht mehr auf die banalen Alltagsgeschichten und zugegeben: manchmal auf recht schräge Szenarien.

Die Geschichten in meinem Kopf beginnen sich auch heute zu vermischen, nichts passt mehr. Mein reales Leben verschwimmt mit Buch- und Filmgeschichten und wird zu fantastischen Szenerien, die meinen Geist kirre machen. Ich spüre, wie sich meine Augäpfel unter den geschlossenen Lidern hin und her bewegen. Das Karussell beginnt sich zu drehen, wird schneller und schneller. Keine Chance, auszusteigen. Irgendwann gibt mein Körper stinksauer auf. Ich bin wach.

Mühsam ziehe ich die Augenlider nach oben und versuche, meinen schlaftrunkenen Körper in die Senkrechte zu bringen. So leise ich kann, tapse ich mit der Bettdecke unterm Arm ins Wohnzimmer. Noch immer ist tiefschwarze Nacht, nur die schmale Sichel des Mondes scheint zart durch die Dunkelheit. Früher war es manchmal der schöne, mystische Vollmond, der mich nachts wach liegen und über meine Zukunft sinnieren ließ. Ich sah sie in lebendigen Bildern vor mir: meine kleine Familie, unser Haus am Meer, mein Leben voller kleiner Abenteuer und großer Liebe.

Ich liege auf der Couch und schaue zum Mond. Sogar in der Sichel sehe ich sein Gesicht. Er lächelt mich an. Ich mag das Gesicht des Mondes und ich mag den Gedanken, dass er mich freundlich ansieht. Wunderschöne Bilder meiner Zukunft hat er mir jedoch schon lange nicht mehr geschickt. Jetzt höre ich in diesem verteufelten Gedankenkarussell immer nur Stimmen in meinem Kopf, die unangenehme Fragen stellen. Wie viele gute Jahre habe ich wohl noch? Was passiert, wenn die Kinder ausziehen? War das denn schon alles? Was mache ich bloß noch aus meinem Leben? So geht es oft stundenlang. Meist strande ich dann hier im Wohnzimmer, weil ich meinen Göttergatten nicht aufwecken will. Mein Kopf ist hellwach, der Körper hundemüde. Mir graut jetzt schon vor morgen. Vor heute, besser gesagt. Es ist inzwischen halb sechs. Ich könnte noch anderthalb Stunden schlafen.

Der Familienmorgen rauscht nur so an mir vorbei. Um kurz nach neun sitze ich an meinem Schreibtisch in der Agentur, ohne dass ich weiß, wie ich dorthin gekommen bin. Meine Lieblingskollegin Anna spaziert kurz nach mir in unser gemeinsames Büro. »Guten Morgen, Moni«, flötet sie fröhlich und bleibt abrupt stehen. »Wie siehst du denn aus? Hast mal wieder nicht geschlafen?« Ich schüttle den hängenden Kopf. »Also ja, meine ich«, erkläre ich verwirrt. »Drei Stunden maximal.«

Anna drückt mir einen Kuss auf die Wange und verschwindet in Richtung Küche. Ich lächle müde vor mich hin und bin gespannt, welchen Kaffeebecher sie heute für mich aussucht. Eigentlich finde ich es ziemlich unangenehm, wenn man mir ansieht, wie k.o. ich bin. Doch bei Anna ist das anders. Sie ist schon lange nicht mehr nur Kollegin, sondern eine meiner besten Freundinnen. Vor ihr brauche ich mich nicht zu verstellen. Es würde sowieso nicht funktionieren. Als Anna mit zwei dampfenden Kaffeebechern hereinkommt, schenke ich ihr ein kleines Lächeln. Mehr geht noch nicht. Sie dreht meinen Becher und ich lese: *Don't worry, eat icecream!* Dann tanzt sie eine Pirouette, so dass ihr Kaffee fast überschwappt. »In der Mittagspause huschen wir schnell zu Giulietta rüber, okay?« Ich nicke begeistert. Wir werden uns zwar echt beeilen müssen, wenn wir das in der Mittagspause schaffen wollen, aber das ist es wert. Giulietta hat sich mit dem Eiscafé ihren großen Traum erfüllt. Vor ein paar Wochen erst hat sie es eröffnet, mit vierundvierzig übrigens. Nicht nur unsere Herzen hat sie im Sturm erobert. Ihr Eis ist einfach zum Dahinschmelzen. Kein Wunder: Giulietta war ein halbes Jahr bei ihrem Onkel in Sizilien, um hinter das Geheimnis des berühmten italienischen Gelato zu kommen. Jetzt experimentiert sie mit neuen Sorten, mixt Kräuter in süße Eissorten oder Salziges in Karamell. Ich brauche nachher auf jeden Fall was mit Schoko.

Wenn ich Nächte wie heute hinter mir habe, bin ich körperlich fix und fertig. Noch viel schlimmer finde ich aber, dass mein Gehirn nur eingeschränkt arbeitsfähig ist. Ich kann ich mich nicht konzentrieren, was bei meinem Job als Texterin fatal ist. Heute müsste ich über E-Scooter, also diese Elektroroller, die jetzt überall umherstehen, schreiben. Ich versuche mich warmzuschreiben, hacke unreflektiert in die Tastatur, was mir über die erwachsen gewordenen Kinderspielzeuge in den Sinn kommt. Manchmal hilft diese Art des Schreibens, um ins Thema zu kommen. Heute entsteht völliger Humbug. Also stöbere ich durch die neuesten Pressemeldungen über die neuen Trendfahrzeuge und mache mir ein paar Notizen für später. Dann räume ich meinen Schreibtisch auf. Die meisten Unterlagen dürfen in die große, runde Ablage unter dem Schreibtisch wandern. Meine Lieblingsablage.

Schneller als gedacht ist die Mittagspause da. Mein mitgebrachtes Käsebrötchen habe ich schon vertilgt, der Appetit auf was Herzhaftes ist also gestillt. Anna hatte einen Salat mit, der ist auch schon weg. Schnellen Schrittes machen wir uns auf den Weg zu Giulietta. Als wir um die erste Ecke biegen, kann ich kaum glauben, was ich sehe. Ein E-Scooter steht einladend vor uns, ein paar Meter weiter ein zweiter. Fast bin ich geneigt, nach der versteckten Kamera zu suchen. »Bist du schon mal gefahren?«, fragt mich Anna. Ich schüttle den Kopf. Anna hilft mir, die App auf mein Handy zu laden und dann schwingen wir uns auf die Roller. Anfangs ist es ein bisschen wackelig, aber schon nach wenigen Metern werde ich sicherer. Fünf Minuten später sitzen wir im Eiscafé und können in aller Ruhe Giuliettas Gelato genießen.

»Sind Schlafprobleme auch so ein typisches Menopausen-Ding?«, will Anna wissen. Mit Ende dreißig, wie Anna jetzt ist, hatte ich auch

Tipp

Quäl dich nach schlaflosen Nächten nicht mit Aufgaben, die viel Energie brauchen. Vielleicht findest du Tätigkeiten, die dir leichter von der Hand gehen und die manchmal sogar schon länger auf Erledigung warten.

noch keinen Schimmer, was diese verflixten Wechseljahre alles mit sich bringen können. »Ja, leider. Schlafstörungen gehören zu den meistgenannten Symptomen. Manche Frauen können abends nicht einschlafen und andere wachen nachts auf und finden nicht wieder zurück in den Schlaf. Das macht einen echt mürbe.« Anna schleckt nachdenklich an ihrem Limette-Basilikum-Eis. »Und da kann man nichts gegen tun?« So ist sie, meine pragmatische Anna. In ihrer Welt gibt es für alles eine Lösung. »Doch, Anna! So einiges. Die eigene Schlafhygiene checken zum Beispiel.« Ich registriere Annas fragenden Blick. »Cooles Wort, oder? Schlafmediziner haben herausgefunden, was so alles den Schlaf stören kann und daraus eine Richtlinie für die gesunde Schlafhygiene entwickelt. Biorhythmus ist einer der wichtigsten Punkte dabei.«

Vom Biorhythmus hat Fitnessqueen Anna schon mal gehört. »Das heißt regelmäßig, oder? Wie beim Sport. Alles, was du als Gewohnheit etabliert hast, fällt dir leichter. Der Schweinehund kann gleich in seiner Hütte bleiben, wenn du die gepackte Sporttasche morgens schon mitnimmst, weil du direkt nach dem Job ins Fitnessstudio fährst.« Ich muss kurz überlegen. »Ja, so ähnlich. Du sollst einfach immer um die gleiche Zeit ins Bett gehen und auch aufstehen. Ob du Frühaufsteher oder Nachteule bist, ist dabei egal. Hauptsache, du ziehst es durch. Auch am Wochenende. Also maximal eine Stunde länger schlafen, auch wenn du frei hast, damit der Körper gar nicht aus dem Rhythmus kommt.« Anna erzählt mir, dass sie früher oft bis mittags schlafen konnte, aber seit einigen Jahren auch am Wochenende immer schon früh aufwacht. »Vielleicht bist du einfach ausgeschlafen? Spätestens nach neun Stunden Schlaf sollen wir unsere Luxuskörper sowieso aus dem Bett schwingen. Für Kreislauf und Biorhythmus.«

Tipp

Check deinen Biorhythmus! Gehst du immer um die gleiche Zeit zu Bett? Versuch, dir deine Nachtruhe immer zur gleichen Zeit zu gönnen. Falls du in Schichten arbeitest, kannst du dir vielleicht einen Frühschichtrhythmus und einen Spätschichtrhythmus antrainieren. Gleiches gilt natürlich auch für die Nachtschicht.

Anna wirft einen Blick auf ihre Fitnessuhr und springt auf. »Höchste Zeit, zurückzufahren, Moni.« Wir schwingen uns auf »unsere« Scooter, die wir direkt neben der Eingangstür geparkt hatten. »Diese coolen Teile haben uns zwanzig Minuten gespart«, ruft Moni von ihrem Roller herüber. Vorsichtig hüpfe ich mit meinem Roller den Bordstein hinauf und probiere übermütig Slalomfahren aus. Ganz bewusst atme ich den Fahrtwind ein, es riecht schon nach Frühling.

Wieder in der Agentur angekommen, greift Anna die Schlafhygiene nochmal auf. »Was sagen die Schlafforscher eigentlich zum Mittagsschläfchen? Meine Mama macht das jeden Tag und meint, es tut ihr gut.« Wenn ich über Mittag zu Hause bin, genieße ich wann immer es geht, eine kleine Auszeit auf der Couch. Deshalb hatte ich zum Mittagsschläfchen mal genauer recherchiert. »Es heißt: Wenn du mittags eine Ruhepause brauchst, mach nur ein kurzes Nickerchen: fünfzehn bis maximal dreißig Minuten. Wie die Japaner mit ihrem Power Napping. Das macht gute Laune und gibt Kraft für den Rest des Tages, ohne den Nachtschlaf zu irritieren. Es gibt noch ein paar mehr Dinge, die beim Schlafen helfen. Willst du die auch noch wissen?«

Anna ist ganz Ohr. Ihre Mama hat wohl oft Probleme beim Schlafen. »Keine Wachmacher nach fünfzehn Uhr, heißt es auch. Alle koffein- und zuckerhaltigen Lebensmittel sollten ab nachmittags tabu sein, wenn man Schlafprobleme hat. Und auch Alkohol beeinträchtigt wohl die Schlafqualität, was ich inzwischen voll bestätigen kann. Wenn ich abends mal einen Wein trinke, schlafe ich echt mies.« Das kennt Anna auch. Als Sportfanatikerin trinkt sie sowieso fast nie und wenn dann doch mal, haut sie das erste Glas Wein schon fast um.

»Wie hat deine Mama denn ihr Schlafzimmer eingerichtet?« Verwundert schaut Anna mich an. »Wie Schlafzimmer von älteren Paaren, die schon ewig zusammen sind, meist aussehen. Riesige Schränke, auch um das

Bett herum. Viel Nippes, die ganzen Urlaubserinnerungen halt. Und eine Wand hat sie orange gestrichen, weil sie diese Farbe so schön fröhlich findet. Aber was hat das damit zu tun? Die Augen sind doch normalerweise beim Schlafen zu.«, lacht Anna. »Ja, schon. Aber irgendwie registriert das Gehirn das alles. Am besten ist es für den erholsamen Schlaf, wenn das Schlafzimmer möglichst minimalistisch eingerichtet ist. Also ohne viel Ablenkungs-Schnickschnack. Die Urlaubsmitbringsel dürfen sich in allen anderen Zimmern tummeln. Orange ist blöderweise auch nicht die beste Wahl. Kühle Farben sind gut im Schlafzimmer, heißt es im Feng Shui.«

> ### Tipp
> Gestalte dein Schlafzimmer so, dass es beruhigend auf deinen Geist wirkt. Stell es nicht zu voll und streiche es in kühlen Farben.

Nachdenklich seufzt Anna. »Oh je, da habe ich ein schwieriges Gespräch vor mir. Jetzt sag nicht, der Fernseher muss auch noch raus. Dann muss ich mit meinem Papa kämpfen und das ist nicht lustig.« Ich schenke Anna einen mitfühlenden Blick. »Das wird sich nicht vermeiden lassen, wenn du deiner Mama wirklich helfen willst. Bildschirme im Schlafzimmer gehen gar nicht. Die heutigen LEDs, mit denen auch Laptops, Tablets und Smartphones ihre Bildschirme zum Leuchten bringen, senden dem Körper leider keine Einschlafsignale. Im Gegenteil: Die blauen Wellenlängen hemmen die Produktion von Melatonin, unserem Schlafhormon. So halten sie uns wach. Je ruhiger und dunkler es nachts ist, desto besser kann das Gehirn auf Nachtmodus schalten.«

»Ins-Bett-Geh-Rituale helfen auch gut. Ich lasse meinen Tag jetzt fast immer mit dem Dankbarkeits-Tagebuch ausklingen.« Anna ist erstaunt. »Du schreibst es noch?« Wir haben wohl länger nicht darüber gesprochen. »Fast jeden Abend.«, erzähle ich stolz. »Ich hole mir damit wirklich das Schöne in meinen Kopf und die Grübelthemen rücken weiter weg. Was ich meist nicht schaffe, sind der Abendspaziergang und die ausgiebige Abendtoilette. Meist putze ich mir nur schnell die Zähne und falle dann hundemüde ins Bett. Aber mit so einem festen

Ritual kann sich der Körper gut auf die Nacht einstellen.« Ich sehe, dass Anna sich sogar ein paar Stichpunkte für das Gespräch mit ihren Eltern gemacht hat. Hoffentlich hilft es ihrer Mama.

Tipp

Verbanne alle Bildschirme aus dem Schlafzimmer. Nur E-Reader stören nicht, solange die Zusatzbeleuchtung nicht aktiviert ist, weil sie nicht von hinten leuchten.

Mir hat diese Schlafhygiene schon was gebracht. Nächte wie gestern hatte ich früher jede Woche, manchmal sogar drei in Folge. Die sind so nervenaufreibend! Man schleicht durch den Tag und hofft, dass er schnell vergeht. Den restlichen Nachmittag verbringe ich mit den Texten für die E-Scooter-Firma. Nachdem ich nun selbst gefahren bin, finde ich die passenden Wörter viel leichter. Mit dem Schreiben ist es wie im richtigen Leben: Wenn du deinen Gefühlen freie Bahn lässt, kommt viel mehr Leben rein.

Als ich mich später von Anna verabschiede, merke ich wieder, wie froh ich bin, sie zu haben. »Ich kenne einen Therapeuten, der sich mit diesen ganzen Entspannungsmethoden super auskennt. Autogenes Training, Meditationen und das ganze Zeugs. Er hat mir mal erzählt, dass sowas super bei Schlafproblemen hilft. Soll ich ihn mal fragen, ob er eine Idee für dich hat?« Ich weiß sofort, von wem Anna spricht. »Du meinst Lutz, oder? Sehr gern, Anna. Auf Nächte wie die letzte würde ich liebend gern voll verzichten.«

Lutz ist Annas Exfreund. Sie war ziemlich verknallt in ihn und ich glaube, sie trauert ihm immer noch nach. Nach der zwar kurzen, aber intensiven Beziehung mit Anna ist Lutz doch zu seiner Frau zurückgekehrt. Es war eine harte Zeit für Anna. Trotzdem hat sie es irgendwie geschafft, den Kontakt zu halten und heute haben die beiden eine fast normale Freundschaft. Lutz ist Heilpraktiker und hat eine eigene Praxis.

Abends erzähle ich Marc von meinem E-Scooter-Erlebnis, unserem Eis-Ausflug und auch von den Gesprächen mit Anna. Mein Mann weiß am allerbesten, wie sehr mich dieser Schlafmangel in den ganz extremen Zeiten gequält hat und auch heute noch immer wieder aus der Bahn wirft. Er schnappt sich das Tablet und googelt Lutz. »Schau mal, Schatz. Lutz hat sich auf Stress und Entspannungstherapien spezialisiert. Vielleicht kann er dir tatsächlich helfen. Wäre doch toll, wenn du solche fiesen Nächte gar nicht mehr hättest.« Das wäre es.

Wofür ich heute dankbar bin, muss ich nicht lange überlegen. In meinem Dankbarkeits-Tagebuch landen diese drei Punkte:

1 *Ich bin dankbar, Anna zu haben. Wenn es mir nicht gut geht, schafft sie es immer, mich aufzumuntern und versucht zu helfen. Einen besseren Bürobuddy kann ich mir nicht vorstellen.*

2 *Ich bin jeden Tag aufs Neue dankbar, meinen Mann Marc gefunden zu haben. Ich glaube, er liebt mich wirklich mehr als alles andere auf der Welt. Jeder sollte einen Marc haben.*

3 *Wer auch immer das Eis erfunden hat, gehört an die ewige Wall of Fame. Ich bin dankbar für Giulietta, ihren Unternehmermut und ihr Gelato. Und sende unbekannterweise auch Dankesgrüße an ihren Onkel.*

Im Herzen glücklich und körperlich am Ende schlafe ich ein, kaum dass ich mich in mein Bett gekuschelt habe. Als ich aufwache, ist es noch dunkel. Ich fühle mich schon recht gut erholt, also linse ich zum Wecker. 5:41 Uhr. »Viel zu früh zum Aufstehen«, denke ich, drehe mich auf die andere Seite und widerspreche mir im gleichen Moment selbst. Wenn ich schon wach bin, muss ich auch nicht hier liegenbleiben. Es ist still im Haus. Mit Tee und Kuscheldecke bewaffnet, mache ich es mir auf der Couch gemütlich.

Mein Freund, der Mond, ist aus diesem Fenster nicht mehr zu sehen. Kürzlich habe ich einen Artikel auf einem spirituellen Blog gelesen, in dem von der Mondin geschrieben wurde. Auch ein schöner Gedanke, dass dieser freundlich lächelnde Satellit weiblich ist – wie es zum Beispiel im Italienischen oder Französischen der Fall ist. Obwohl er mir als männlicher Freund vertrauter ist. So hänge ich meinen Gedanken nach und schaue zu, wie der Tag erwacht. Mir kommt das Wort »Morgengrauen« in den Sinn und meine Texterseele lächelt. Gestern war mein Morgen grauenvoll und doch hat sich der Tag zu einem schönen Tag gemausert. Heute beginnt mein Morgen mit friedlicher Ruhe. Me-Time. Ich setze mich in den Schneidersitz, schließe meine Augen und atme tief. Ein und aus, ein und aus, ein und aus.

Anna hatte am Abend tatsächlich noch mit Lutz gechattet und von meinen Schlafproblemen erzählt. »Er kennt sich voll aus, Anna. Die meisten seiner Patientinnen sind Frauen in den Vierzigern und Fünfzigern. Wenn du magst, kannst du mit seiner Arzthelferin einen Termin vereinbaren und dann schnackt ihr zwei einfach mal.« Das klingt doch perfekt.

Schon eine Woche später sitze ich Lutz gegenüber und erzähle von meinen schlaflosen Nächten. Er will alles ganz genau wissen, auch, wie sich meine Schlafprobleme in den letzten Jahren verändert haben. Er fragt mich, wie lange ich schon in den Wechseljahren bin und wie mir die Hormone sonst noch zu schaffen machen. Dann klärt er mich über Ursachen für Schlafstörungen auf und kommt schnell auch auf das Stressthema. Warum wir nicht gut schlafen, kann vielfältige Gründe haben. Von beruflichem Stress oder ungelösten Konflikten über Elektrosmog oder Lärmbelästigungen – vielleicht durch das Schnarchen des Partners – bis hin zu Nebenwirkungen von Medikamenten oder organischen Ursachen, beispielsweise Störungen der Schilddrüse. Auch die Hormone können eine große Rolle spielen. Nur selten lässt sich der eine Grund für den schlechten Schlaf finden. Meist ist es ein Mix aus verschiedenen Ursachen.

»Was aber bisher allen meinen Patienten geholfen hat, ist gezielte Entspannung.«, sagt Lutz. »Doch bevor wir hier einsteigen, könnten wir noch über Soforthilfemaßnahmen sprechen, wenn dich doch mal wieder so eine Nacht erwischt.« Au ja, dafür bin ich immer zu haben. Lutz will wissen, was ich mache, wenn ich nicht schlafen kann. Das kann ich ihm ganz genau sagen. »Ich wälze mich hin und her, zähle

Schäfchen, versuche wieder einzuschlafen, schiele immer wieder auf die Uhr und werde von Minute zu Minute genervter.« Lutz macht sich Notizen. Ich rede einfach weiter. »Wenn nichts mehr geht, schleiche ich mich aus dem Schlafzimmer, damit Marc nicht aufwacht und kusche mich mit meiner Bettdecke auf die Wohnzimmercouch. Meist lese ich dann, bis mir die Augen – manchmal erst Stunden später – doch noch zufallen.« Lutz nickt verständnisvoll. »Was liest du dann?« Ich ziehe verwundert die Stirn kraus. »Meist Romane, auch Biografien. Manchmal Sachbücher, aber nachts eher selten.«, antworte ich und Lutz greift das Thema auf. »Lesen ist grundsätzlich gut, wenn du nicht schlafen kannst. Es sollte nur keine aufregende Lektüre sein. Also keine Krimis oder gar Thriller, die dein Herz rasen lassen. Du willst ja Körper und Geist entspannen. Und auf keinen Fall am Tablet oder Smartphone lesen, wegen des blauen Lichts.« Ich versuche, mir nichts anmerken zu lassen, denn manchmal bin ich schon nachts auch am Smartphone und lasse mich von Facebook oder Instagram berieseln. Sollte ich wohl besser lassen.

»Chillige, leise Musik hilft manchen Menschen beim Wiedereinschlafen. Oder Naturgeräusche wie Meeresrauschen oder Regen. Mit Kopfhörern natürlich, wenn du nicht allein bist.« Lutz hat wohl meinen irritierten Blick gesehen. Mir fällt meine Freundin Anna ein. Sie hört Hörbücher, wenn sie nicht schlafen kann. Leichte Romane, hat sie mir neulich erst erzählt. Sie stellt in der App dann sowas wie eine Snoozefunktion ein. Damit schaltet sich die App nach dreißig Minuten oder so von allein aus, weil sie dann ja sowieso schon wieder eingeschlafen sein will.

Tipp

Wenn du mitten in der Nacht nicht wieder einschlafen kannst, lies oder höre einen leichten Roman, hör entspannende Musik oder lausche professionell aufgenommenen Naturgeräuschen.

»Und bloß nichts essen!«, holt Lutz mich aus meinem gedanklichen Ausflug. »Der Körper gewöhnt sich in kürzester Zeit an eine nächtliche Mahlzeit.« Ich nicke. Das kann ich mir vorstellen. »Mach ich nicht. Ich will ja nicht auch noch vom kleinen Hunger geweckt werden.« Lutz empfiehlt mir außerdem, einfach aufzuschreiben, was mir so im Kopf umherschwirrt. Damit lässt man die Gedanken raus und der Kopf ist wieder leer. Das habe ich nachts noch nicht probiert. So gern wie ich schreibe, würde ich wahrscheinlich nachts ganze Romane zu Papier bringen. Wie auch immer, Schreiben ist einen Versuch wert, wenn mein Hirn mal wieder Karussell fahren will.

»Damit sind wir auch bei der häufigsten Ursache für unruhige Nächte: dem Gedankenchaos. Du hast sicher einen prall gefüllten Alltag und schleppst ständig unerledigte Aufgaben und Themen aus Job und Familie mit dir herum.« Nicht mehr als andere Menschen, will ich abwinken, entschließe mich aber, ausnahmsweise den Mund zu halten. Schließlich bin ich hier, weil ich die Schlafprobleme endlich loswerden will!

»Sobald du anfängst zu denken, wird das Gehirn aktiv – logisch – und dein Stoffwechsel fährt hoch. Der Herzschlag beschleunigt sich und auch in die Muskeln wird schon mal Blut gepumpt. Der Körper bereitet sich darauf vor, aktiv zu werden. Er will den Gedanken nämlich Taten folgen lassen.« Ist eigentlich ganz schön schlau, mein Körper. Logisch ist das nämlich nicht, dass ich schlafen will, wenn mein Gehirn am laufenden Band Gedankenfetzen produziert? Woher soll er das dann wissen?

»Es wäre also super, wenn du deinen Körper gezielt beruhigen könntest. Wenn du das vor dem Schlafengehen machst, löst du körperliche Anspannungen und lässt die Gedanken zur Ruhe kommen. Puls- und Blutdruck werden automatisch gesenkt und der Atem wird tiefer, was eine beruhigende Wirkung auf unser Nervensystem hat. Dazu möchte ich dir eine erste Entspannungsmethode vorstellen. Die meisten meiner weiblichen Nachteulen stehen total auf diese.«

Lutz greift in eine Schublade und legt Einmal-Kopfhörer auf den Tisch. »Hast du noch dreißig Minuten Zeit?« Ich sehe auf die Uhr und erschrecke mich. Eine Stunde ist schon um. »Keine Sorge, eine Stunde ist immer eingeplant. Wenn du willst, kannst du dich nebenan hinlegen und den sogenannten Bodyscan ausprobieren.« Na, und ob ich will.

Meine erste aktive Entspannungsstunde beginnt. Ich bin dann mal weg … Kurz nachdem ich wieder zu mir komme, geht auch schon die Tür auf. Lutz will wissen, wie es war. »Total spannend, Lutz. Also spannend soll es ja gar nicht sein, ich weiß«, plappere ich los. »Die Stimme ist äußerst angenehm. Fast ein bisschen einschläfernd, dachte ich anfangs. Dann habe ich mich auf das konzentriert, was ich tun sollte und bin ganz begeistert. Ich kann tatsächlich meine Gedanken bis in meine Zehen lenken. Hättest du mir das vorher gesagt, hätte ich dir wahrscheinlich einen Vogel gezeigt. Ist auf jeden Fall eine völlig neue Erfahrung für mich. Am Ende hat mein Körper total schwer auf der Liege gelegen. Und mein Bauch hat die ganze Zeit gegluckert.«

Lutz lacht. »Geräusche im Bauch sind eine gute Reaktion. Dein Körper hat sich entspannt und dabei gluckert der Bauch eben manchmal. Oder die Beine zucken. Das ist alles okay. Ich schicke dir diese Meditation aus der Achtsamkeitslehre per E-Mail. Du kannst sie dir abends, am besten schon im Bett liegend, anhören. Du hast gemerkt, wie du deinen Körper – von Kopf bis zum Fuß – buchstäblich wahrnimmst. Damit übst du, mit deiner Aufmerksamkeit ganz bei dir zu bleiben und dich nicht von deinen Gedanken wieder in diese verteufelte Spirale bringen zu lassen. Der Bodyscan ist eine tolle Übung, in der du lernst, tief zu entspannen und deinen Körper viel intensiver zu spüren.« Ich bedanke mich und will los, aber Lutz hält mich am Arm fest. »Einen Moment noch, Moni. Hetz nicht so schnell in deinen Alltag zurück. Atme immer mal bewusst durch und mach den Bodyscan anfangs ruhig jeden Abend. So gewöhnt sich dein Körper daran, herunterzukommen und dein Gehirn ans Abschalten. Und ich schicke dir

> **Tipp**
>
> Probier aus, welche Entspannungsmethode dir am besten hilft. Auf den Audiokanälen wie YouTube, Audible oder Spotify findest du viele kostenlose Meditationen und Entspannungsübungen, wenn du *Einschlafmeditation* eingibst.

noch eine Atemübung für nachts mit. Falls du doch mal wieder aufwachst.« Spontan falle ich Lutz um den Hals. »Du weißt gar nicht, wie du mir damit hilfst. Diese Nächte sind der reinste Horror.«

Lutz lacht und bekräftigt nochmal, dass wir den Horror gemeinsam ganz sicher in den Griff bekommen. Guten Mutes mache ich mich auf den Weg nach Hause. Nach dem Abendbrot checke ich voller Vorfreude meine E-Mails. Lutz hat sein Versprechen gehalten. Im ersten Anhang ist eine Audiodatei. Den zweiten kann ich ausdrucken. »Nicht so schnell, Moni!«, ermahne ich mich selbst. Erst sollte ich wohl lesen, was Lutz schreibt. Ich überfliege seine Zeilen. »… Mir hat diese einfache Meditations-Übung sehr geholfen, als ich Schlafprobleme hatte. Sie hilft, das Gedanken-Karussell zu stoppen und wieder einzuschlafen. Sie ist übrigens von einer lieben Kollegin von mir, deren Meditationen du auch im Internet findest. Ich wünsche dir gute Entspannung …«

Ich muss gestehen, Meditation war noch nie meins. Stillsitzen und nichts denken. Oder einfach nur zählen. Klingt easy. Trotzdem habe ich es nicht hinbekommen und immer wieder entnervt aufgegeben. Doch auf diese nächtliche Quälerei habe ich einfach keinen Bock mehr. Also starte ich einen neuen Versuch. Was mich diesmal viel stärker motiviert als in meinen früheren Selbstlernversuchen, ist Lutz. Nein, ich stehe nicht auf ihn. Aber ich weiß, dass er mich in vier Wochen fragen wird, wie es mit diesen Meditationen ergangen ist. Und er wird es ganz genau wissen wollen: Wie oft ich abends den Bodyscan gemacht habe, wie meine Nächte dann waren und wie diese Wiedereinschlaf-Meditation mir nachts geholfen hat. Da kann ich nicht bluffen. Ich werde es durchziehen. Neugierig hole ich den Zettel aus dem Drucker.

Meditation zum Wieder-Einschlafen in vier Schritten

BEQUEM HINLEGEN

Leg dich ganz entspannt ins Bett, am besten auf den Rücken. Wenn dir das zu unbequem ist, wähle einfach deine Lieblings-Schlafposition.

ATEM BEWUSST WAHRNEHMEN

Beginne nun drei bis vier Mal ganz tief durch die Nase ein- und auszu-atmen. Spüre, wie sich mit der Einatmung deine Bauchdecke hebt und wie sie sich mit der Ausatmung wieder senkt. Wenn du drei bis vier Mal tief ein- und ausgeatmet hast, lass die Atmung einfach fließen und beginne die Atmung zu beobachten, ohne sie zu beeinflussen.

RUHE UND ENTSPANNUNG

Beginne nun innerlich in der Stille das Wort *Ruhe* mit der Einatmung zu wiederholen und mit der Ausatmung den Begriff *Entspannung*.

GEDANKEN VORÜBERZIEHEN LASSEN

Immer, wenn dein Geist auf Wanderschaft geht, sag ihm: »Ich nehme diesen Gedanken freundlich wahr und lasse ihn vorüberziehen wie eine Wolke am Himmel.« Dann komm mit der Aufmerksamkeit zurück zur At-mung und zu deinem Mantra *Ruhe* mit der Einatmung und *Entspannung* mit der Ausatmung. Natürlich kannst du die Begriffe *Ruhe* und *Entspan-nung* auch durch andere beruhigende Begriffe ersetzen.

Stell dich darauf ein, mindestens zehn Minuten auf diese Art und Weise in der Stille zu meditieren. Hiermit kannst du nicht nur schneller einschlafen, sondern trainierst gleichzeitig auch deine Achtsamkeit und Konzentration.

Diese Übung stammt aus der Meditations-Schatztruhe von Wertschät-zungscoach Alexandra Cordes-Guth.[2]

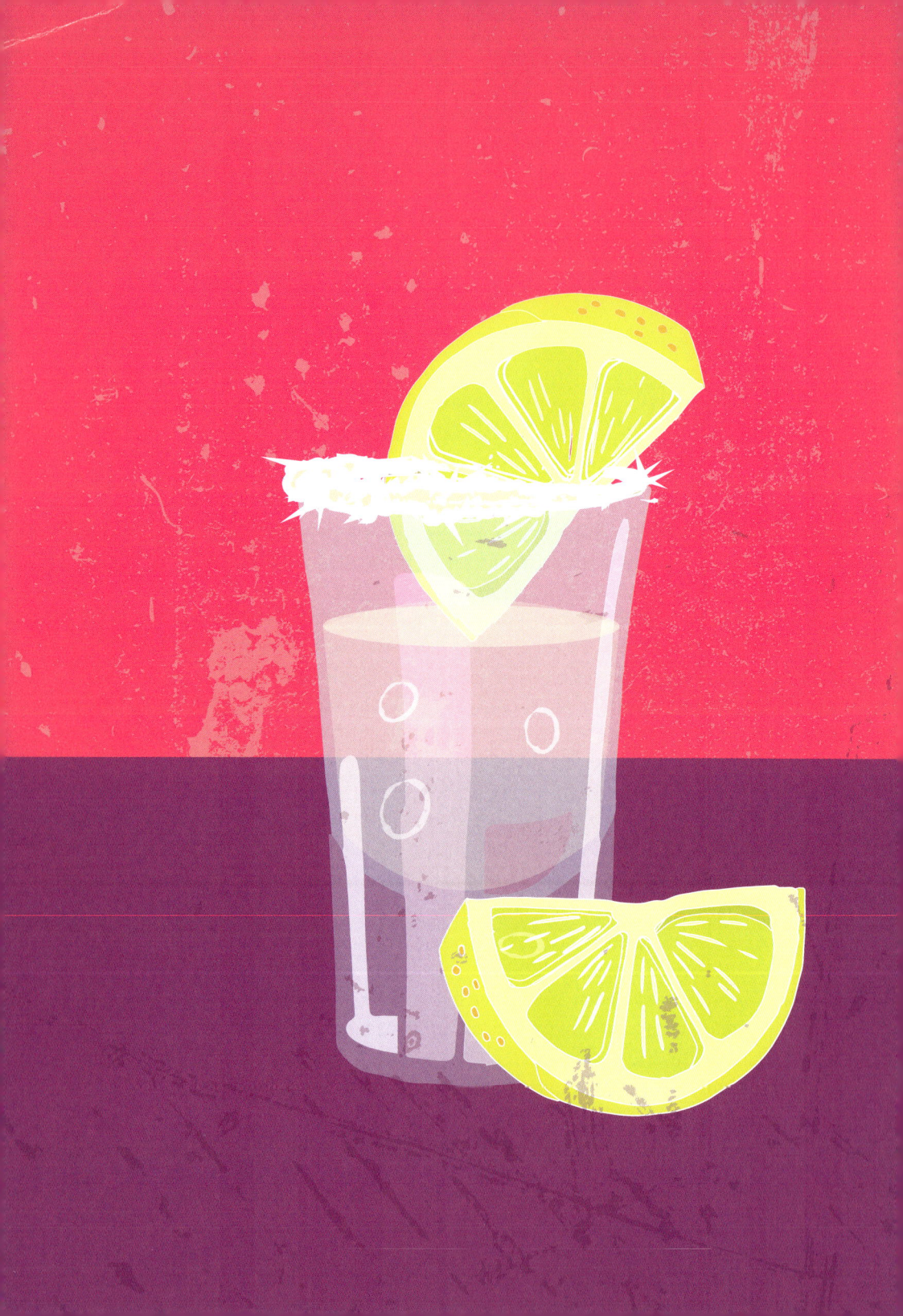

Scheiß auf Zitronenlimo

Ungelenk geht mein herabschauender Hund zu Boden. Das Handy summt. Eine Nachricht ist eingegangen. Insgeheim bin ich fast froh über die Unterbrechung meines morgendlichen Workouts.

Heute war Yoga dran. Auch wenn Millionen Frauen auf der ganzen Welt von diesem Sport schwärmen, meine große Liebe ist er immer noch nicht. Vor ein paar Monaten war ich in einem Anfängerkurs. Nach jahrelangen Selbst-Versprechungen hatte ich es endlich geschafft, mich anzumelden. Kursleiterin Alex war mir gleich sympathisch. Alles lief perfekt, ich war voll im High des neuen Anfangs. Doch was mache ich? Der Kurs war noch nicht mal halb um, da wird mir ein simpler Spaziergang zum Verhängnis. Einmal nicht hingeschaut, doof umgeknickt und schon waren mehrere Bänder im Sprunggelenk gerissen. So schnell kann es gehen. Yogakurs adé.

Nun ist alles wieder heil und ich versuche, zu meiner anfänglichen Yogabegeisterung zurückzufinden. Allein ist das aber gar nicht so einfach, merke ich. Ich muss dringend Yvonne befragen, welche Tricks es gibt. Sie ist die absolute Sportskanone unter meinen Freundinnen.

Apropos Yvonne: Die Nachricht! Sie ist nämlich von ihr, geschrieben in der Gruppe *Proseccomädels.*

Yvonne: *Vermisse Euch. Letztes Date viel zu lange her! Prosecco-abend am Freitag?* [viele Smileys]

Noch während ich lese, trudelt die erste Antwort ein.

Saskia: *Au ja. Freu mich voll auf Euch.* [Herzsmileys]

Ich freue mich auch riesig auf die Mädels. Yvonne, Saskia und Britta sind meine besten Freundinnen. Wir kennen uns schon viele Jahre. Früher haben wir nachmittags geklönt, während die Kinder im Garten spielten. Als unsere Kids gemeinsam im Kindergarten waren, haben wir uns auch kennengelernt. Mensch, ist das lange her! Inzwischen treffen wir uns nur noch abends. Das ist viel entspannter, weil niemand anschließend noch irgendwelche Termine hat. Manchmal hängen wir gemütlich auf dem Sofa ab, meist sitzen wir jedoch im Restaurant. Unser Lieblingsitaliener wäre mal wieder dran.

Schnell checke ich unseren Familienkalender, der seit vielen Jahren für alle sichtbar in der Küche hängt. Der Freitagabend ist noch tutto kompletto frei. *Proseccoabend*, schreibe ich in die Kalenderspalte, über der *Mama* steht.

Ich: *Yippie! Freitagabend klingt super. Pasta im La Bruschetta?* [Wein-Emoji und Pastasmiley]

Yvonnes Antwort kommt zwei Sekunden später.

Yvonne*: Ich mach grad keto, Pasta ist keine gute Idee. Aber vllt macht Marcello mir Zoodles. Sonst halt Salat …*

Ich kann förmlich sehen, wie Saskia am anderen Ende der Leitung die Augen verdreht. Mit Diäten kennt sie sich aus. Von Kohlsuppendiät über Low Fat und Low Carb bis hin zu den Weight Watchers hat sie alles durch, aber nichts hat dauerhaft was gebracht. In ihren extremen Diätphasen war unser kleines Moppelchen, wie nur wir sie liebevoll nennen dürfen, ungenießbar. Seitdem Saskia wieder ganz normal isst, ist sie immer entspannt drauf. Obwohl sie mit ihrem neuen Business megaviel zu tun hat. Trotzdem genießt sie ihr Leben irgendwie einfach. Ist echt schön zu sehen.

Saskia: *Zoooodles? Wer will die denn? Glückshormone stecken in Spaghetti und Tiramisu* [Smiley, Prosecco-, Pasta-, Dessert-, Herz-, Kleeblatt-Emoji, Lachsmiley]

Die Mädels scheinen gerade Zeit zu haben.

Yvonne: *<lach> Ich hol mir meine Glücks-hormone anders, weißt ja.* [Lauf-frau-Emoji] *Uhrzeit für Freitag? 19:30 Uhr?*

Ich: [Daumen-hoch-Emoji]

Saskia: *Perfekt*

Yvonne: *BRITTTTAAAAA????*

Keine von uns erwartet ernsthaft, dass Britta antwortet. Nicht vor acht Uhr abends jedenfalls. Britta arbeitet als Pro-duktmanagerin in einem japanischen Kon-zern. Hat trotz Kindern eine steile Karriere hin-gelegt. Sie wollte sich nie zwischen Kindern und Job entscheiden müssen und hat allen ihren Kritikern gezeigt, dass beides möglich ist. Davon gab's ganz schön viele, was manchmal nicht leicht für sie war. Nur gut, dass sie ihren Bernd ge-funden hat. Der ist Lehrer und hält ihr bis heute den Rücken frei.

Seufzend lege ich das Handy zur Seite und mich wieder auf die Yogamatte. Tief ein- und ausatmen. Gedanken abschalten. Zehn Mi-nuten habe ich noch. Zeit für mich. Beim ausgiebigen Duschen kommt mir ein Gespräch mit meiner Kollegin Anna in den Sinn. Wenn man nur noch ein Jahr zu leben hätte … was war das noch? Ein Film oder ein Buch? Ich rubble mich mit den frisch gewaschenen, noch herr-lich harten Handtüchern trocken. Genauso mag ich sie. Die Jungs hät-ten sie am liebsten immer aus dem Trockner, dann sind sie ganz flau-schig. Aber wer wäscht, kann entscheiden. Auf dem Esstisch liegt das Tablet. »Noch ein Jahr zu leben« gebe ich in die Suchmaschine ein. Da ist es ja, war doch ein Buch. *Das Leben ist zu kurz für später*[3] lau-tet der Titel. Ich überfliege den Klappentext und ein paar Rezensi-onen. Jetzt fällt es mir wieder ein: Darüber wollte ich mit den Mä-dels schnacken. Ich überlege: Heute ist Montag. Ein paar Tage hätte ich also noch zum Lesen. Jetzt muss ich erstmal in die Agentur, doch nach der Arbeit müsste ich es schnell in die Buchhandlung schaffen.

> ## Tipp
>
> Es ist deine Entschei-dung, wie du dein Leben leben willst. Lass dir deine Träume nicht von Kollegen, Nachbarn oder auch Verwandten zerstören, nur weil diese sich ein anderes Lebensmodell ausgesucht haben.

Ich werfe ich mir den Mantel über und schlüpfe in die Stiefel. Wird Zeit, dass der Winter sich verabschiedet.

Am späten Nachmittag bin ich fröhlich vor mich hin summend wieder daheim. *Happy* von Pharrell Williams lief gerade im Autoradio und wird mir wohl für den Rest des Tages als Ohrwurm erhalten bleiben. Tom liegt auf der Couch und blättert in einer Seglerzeitschrift. Er schaut kurz zu mir auf. »Was gibt's heute zum Abendbrot?« Ich lege mein frisch erstandenes Buch für später auf den Couchtisch und werfe einen kurzen Blick in den Kühlschrank. »Worauf hast du denn Appetit?«, frage ich meinen Sohn zurück. »Weiß nicht, nur kein Brot. Irgendwas Leckeres.« Ich sehe ihn genervt an. Da ist es wieder, dieses: Muttern macht das schon. Ich bin selbst schuld, würden die schlauen Psychologen sagen. Von alltagstauglichen Tipps keine Spur. Wahrscheinlich haben die alle keine Kinder.

Mein Smartphone summt. Das gibt's ja nicht! Es ist noch nicht mal achtzehn Uhr und Britta schreibt von ihrem privaten Handy.

Britta: *Sorry, Mädels. War vorhin in der Konferenz. Freitagabend ist gebucht! Ich nehm Pizza* [Pizzasmiley] *und Gin Tonic.* [Smiley] *Prosecco reicht definitiv nicht. Muss euch unbedingt was erzählen. Manchmal ist das Leben echt hart …*

Ich tippe gerade auf *senden*, als es gleich zweimal summt.

Yvonne: *Was ist los, Britta???????*

Saskia: *Oh Gott, was ist passiert?*

Ich: *Britta, du machst mir Angst.*

Offenbar erwarten wir alle drei eine Hiobsbotschaft. Doch Britta gibt Entwarnung.

Britta: *Erzähl ich euch am Freitag. Hat nix mit mir zu tun. Es geht um eine Kollegin. Hat mich nur total aus der Bahn geworfen. Sorry, wollte euch nicht erschrecken.*

Puh, da bin ich erleichtert. Die anderen auch …

Saskia: *Gott sei Dank* [Herz-Emoji]

Ich: *Klingt ja scheiße. Mach dir jetzt schon mal einen Drink.* [Drink-Emoji] *Ist Bernd zu Hause?*

Yvonne: *Bin ich froh, Britta! Ich reservier gleich mal bei Marcello.*

Britta: *Danke euch. Bernd ist da, Moni. Drink in Arbeit. Sehen uns Freitag.* [Küsse-Emoji]
Saskia: *Bestell doch gleich deine Zooooodles, Yvonne* [Lachsmiley]

Wir küssen gegenseitig zurück. Später schicken wir uns Fotos mit unseren Drinks. Bei Britta sah es nach einem härteren Getränk aus.

Nach dem Abendessen, für das Rührei mit Avocado und Tomaten auf Brot für okay befunden wurde, kuschle ich mich mit meinem neuen Buch auf die Couch. Das Vorwort beginnt einen Tag nachdem die Autorin gestorben ist. Also nicht in echt, sie tut nur so. Ein Jahr lang hat sie so gelebt, als wären es die letzten zwölf Monate ihres Lebens. Ihr Experiment ist nun zu Ende und sie demzufolge tot. Mir läuft ein Schauer über den Rücken. Ich muss an Brittas Kollegin denken. Hoffentlich ist es nicht ganz so schlimm. Mein Bauch windet sich unangenehm. Ich könnte Buch und Thema auch direkt wieder weglegen. Man muss ja nicht über den Tod sinnieren. Die Versuchung ist groß.

> **Tipp**
>
> Auch wenn es dir anfangs widerstrebt, lass den Gedanken an den eigenen Tod bitte zu. Er wird dir helfen, das Leben viel mehr zu genießen.

»Nein, Moni, jetzt reiß dich einfach zusammen«, sage ich mir selbst. Darum geht es doch gerade: sich mit der Endlichkeit des Lebens auseinanderzusetzen. Natürlich wissen wir, dass wir irgendwann sterben. Aber wenn wir es nicht immer verdrängen, sondern uns wirklich bewusstmachen, haben wir die Chance auf ein viel intensiveres Leben.

Der Rest der Woche rauscht nur so an mir vorbei. In der Agentur stapeln sich die Textjobs, zu Hause herrscht der Alltagswahnsinn und Marc ist mal wieder auf Reisen. Ich schlafe schlecht, zerbreche mir nachts den Kopf über Pillepalle und schleiche völlig fertig durch die Tage. Die Wechseljahre lassen grüßen, würde Saskia sagen. Sie kennt sich aus, denn ihre Freundin schreibt einen Blog für Wechselweiber. Immer, wenn es um das Hormonthema geht, bin ich froh, meine drei Mädels zu haben. Diese Wechseljahre sind immer noch absolutes Tabu in unserer Gesellschaft, kein Mensch spricht darüber. Oder wenn, dann werden wir Frauen nur belächelt.

Britta erzählte kürzlich erst, wie einer Kollegin mitten im Meeting plötzlich der Schweiß ausbrach und die Männer sich später darüber lustig machten. Sie kam zufällig vorbei, als sie echt blöde Bemerkungen abließen. Denen hat sie wohl ordentlich die Leviten gelesen. Das hätte ich gern gesehen.

Freitagabend. Gleich kommt Yvonne und holt mich ab. Bis auf den obligatorischen Prosecco trinkt unsere Sportmaus sowieso nichts, also rein ins warme Auto. Winter kann echt schön sein, aber dieser macht mich einfach nur mürbe. Es hat noch nicht einmal geschneit! Und wir haben schon Januar.

Eine halbe Stunde später sitzen wir Prosecco schlürfend im *La Bruschetta*. Gerade bringt Marcello höchstpersönlich das noch warme, verführerisch duftende Ciabatta und schaut Yvonne tief in die Augen. »Belle Donne, Ihr werdet immer schöner«. Die italienischen Männer haben eindeutig das bessere Flirt-Gen als die deutschen. Yvonne, Saskia und ich schmelzen dahin, bis Britta uns wieder in die Realität zurückholt. »Mädels, es ist nur Marcello. Ihr kennt ihn, er sagt das zu allen Gästen mit Brüsten.« Natürlich hat sie recht, doch gut tut es trotzdem. Yvonne schmachtet ihm mit langem Hals nach. »Von der Bettkante würde ich ihn jedenfalls nicht schubsen.« Sie ist die einzige von uns, die das laut sagen darf. Ihre Scheidung ist seit kurzem endlich durch und Yvonne hat echt gelitten. Den Tag, als der Anruf von ihrem Mann kam, wird sie wohl nie vergessen. Mit weinerlicher Stimme beichtete er ihr, dass er ein Kind mit einer anderen Frau hat. Vierzehn Jahre waren Yvonne und er verheiratet, sie war glücklich in dieser Beziehung und hätte ihm nie zugetraut, dass er sie betrügt. Und dann kommt plötzlich ein Kind zum Vorschein, von dem er ihr drei Jahre später erzählt. Am Telefon! Eine Affäre, die zwar schon vorbei war, aber Yvonne das Herz brach. Zwei Jahre später hat er sie wegen einer achtundzwanzigjährigen Tussi komplett verlassen. Endlich! Yvonnes Tochter Clara hat das ganze Dilemma mitten in der Pubertät erwischt. Eine Zeitlang flogen in dieser Familie ganz schön die Fetzen. Ich hoffe so sehr für Clara, dass ihr erster Freund ein ganz lieber Mann sein wird.

Saskia erinnert sich an unseren Chat. »Britta, was ist jetzt eigentlich mit deiner Kollegin?« Britta holt tief Luft. »Keine schöne Geschichte. Sie hat zum zweiten Mal die Diagnose Brustkrebs bekommen. Diesmal muss die Brust definitiv ab.« Wir blicken alle etwas betreten in die Runde. Jede von uns kennt inzwischen Frauen, die dieses Schicksal teilen. »Scheiß auf Brüste!«, flüstert Yvonne. »Ich lebe schon seit dreißig Jahren mit Doppel-A-Körbchen. Drücken wir deiner Kollegin die Daumen, dass alles gut geht.« Zustimmendes Nicken von allen Seiten. Ich hebe mein Glas »Auf die Gesundheit, Mädels!« und Britta ruft energisch »Auf Manuela! Und dass sie diesem Scheißkrebs die Arschkarte zeigt!« Unsere Gläser klirren wütend.

Dampfende Pasta kommt angerauscht und hebt die Stimmung. Sogar Zoodles gibt es, extra für Yvonne. Zoodles sind Zucchini, die in Nudelform geschnitten sind. Der Koch hat sie diesmal zu Spaghetti geraspelt. »Sehen die lecker aus!«, platzt es mir heraus und Yvonne schiebt mir ihren Teller zum Probieren entgegen. Ich schnappe mir eine der hellgrünen Nudeln und drehe sie auf die Gabel. Yvonne fragt in die Runde »Noch jemand?« Britta kann auch nicht widerstehen. Einhellig nicken wir drei uns zu. Alle Gerichte sind köstlich, wie immer bei Marcello.

Begleitet von fast unanständigem Stöhnen genießen wir die italienischen Leckereien. Traditionell bestellen wir vier verschiedene Gerichte und räubern gegenseitig. Alle sind voll aufs Essen konzentriert. Ein guter Zeitpunkt, um zu den wichtigen Themen des Lebens zu kommen. »Ihr Lieben,«, beginne ich feierlich, »ich muss euch was fragen.« Drei Augenpaare sehen mich erwartungsvoll an. »Keine Angst, es tut nicht weh.«, lache ich sie an. »Und doch passt es zu dem Thema, das wir vorhin hatten, weil die meisten Menschen erst darüber nachdenken, wenn es bitterernst ist.« Britta verdreht die Augen. »Du machst es aber wieder spannend, Moni.« Ich nicke. »Ist auch ein großes Thema, finde ich. Aber hier kommt auch schon die Frage, Britta: Was würdet ihr tun, wenn ihr nur noch ein Jahr zu leben hättet?«

Saskia, Yvonne und Britta starren mich einen Moment lang an, als hätte ich ihnen verkündet, dass ich mich in einen arabischen Scheich verliebt habe und nun in seinen Harem ziehe. Betont gelassen widme ich mich wieder meiner Lasagne und warte. Innerlich bin ich zum Bersten gespannt. Britta findet als erste die Fassung wieder. »Ich würde sofort kündigen.«, platzt es aus ihr heraus. Saskia klatscht in die Hände. »Das finde ich super, Britta. Und was würdest du stattdessen machen? So ein Tag ist ganz schön lang, wenn man nicht arbeitet.« Ich beobachte das Geschehen. Britta ist anzusehen, wie ihr das Adrenalin einschießt. Yvonne rutscht unruhig auf dem Polster hin und her. Saskia wirkt entspannt, aber irgendwie auch froh, dass Britta sich auf den heißen Stuhl katapultiert hat. »Ich habe keine Ahnung, Saskia. Aber ich würde mein letztes Jahr definitiv nicht in dieser nervigen Bude abhängen. Ganz ehrlich, Mädels: Wir verkaufen Bügeleisen, Mixer und Rasierer!« In ihrer Stimme schwingt ein Hauch von Verachtung. Spontan habe ich das Bedürfnis, meiner Freundin zu sagen, dass ich zwar ohne Bügeleisen leben könnte, aber ein selbstgebackener Kuchen und rasierte Beine schon wichtig für mich sind. Dass also ihr Job wichtig ist. Im gleichen Moment merke ich, wie geheuchelt das wäre. Also halte ich ausnahmsweise meine Klappe.

Saskia kommt ein spannender Gedanke. »Wir könnten uns auch erstmal fragen, was wir nicht mehr wollen.« Yvonne räuspert sich. »Ich weiß genau, was ich machen würde.«, verkündet sie ruhig. »Auch wenn ihr mich gleich auslachen werdet.« Saskia tätschelt ihren Arm. »Niemand wird dich auslachen, Süße!« und mit forderndem Blick zu Britta und mir »Stimmt's?« Ich hebe zwei Finger zum Schwur und Britta nickt ernst. »Okay, ich erzähle es euch. Also ich würde hier alle Zelte abbrechen und nach Bali ziehen. In ein kleines Appartement mit direktem Strandzugang. Ich würde Sportkurse am Strand geben. Und natürlich online. Aber nur so viel, dass ich meine Kosten decke. Sparen muss ich dann ja nicht mehr.« Nach einer kurzen Pause fügt sie leise hinzu. »Und ich würde mir einen Lover suchen und verdammt viel verdammt guten Sex haben.« Sie wird ein klein wenig rot. Ich lächle sie an. »Das klingt wunderbar, Yvonne.«

Für einen Moment ist es wieder still in unserer Runde. Britta ordert noch eine Flasche unseres Lieblingsrotweins bei Marcello. Als der Wein kommt, hält auch Yvonne ihr Glas hin. »Ich lass das Auto stehen, wollte morgen sowieso laufen gehen. Müssten fünfzehn Kilometer bis hierher sein, die perfekte Strecke für einen Samstagslauf.« Marcello ruft uns von der Bar ein lautes *Salute* zu. Wir stoßen an und lauschen dem Klang der bauchigen Gläser. »Was würdest du mit Clara machen, Yvonne?«, will Saskia wissen. »Mitnehmen natürlich.«, entgegnet Yvonne ohne zu Zögern. »Ihr Abi kann sie auch ein Jahr später machen.« Dass Clara das Abi auch allein schaffen würde, bezweifelt niemand in unserer Runde. Yvonnes Tochter ist quasi Selbstläuferin, sie ist intelligent und fleißig. Medizin will sie studieren und auch das wird sie meistern. »Will Clara eigentlich hier in Hamburg studieren?«, fragt Britta. Yvonne schüttelt den Kopf. »In Münster wahrscheinlich. Wenn sie dort einen Studienplatz bekommt.« Das erinnert mich wieder daran, dass meine Jungs wahrscheinlich auch im nächsten Jahr ausziehen werden. Ich mag noch gar nicht darüber nachdenken. Mir kommt ein verrückter Gedanke in den Sinn. »Yvonne, was hält dich eigentlich noch hier, wenn Clara weg ist?«

Yvonne lächelt verlegen. »Gute Frage, Moni. Meine Freunde, mein Job, meine Eltern, denke ich. Aber meine Freundin Gela – ihr wisst schon: die mit dem Wechselweiberblog – will mir auch immer einreden, endlich meine Träume zu leben. ›Wenn nicht jetzt, wann dann?‹, fragt sie mich oft. Und wenn ich daran denke, wie alt ich schon bin, kann ich nicht mal widersprechen.«

Tipp

Wenn unschöne Gedanken aufkommen, tendieren wir dazu, sie einfach wegzuschieben. Wir sprechen sie gar nicht erst aus, nicht vor uns selbst und erst recht nicht vor anderen. Am besten funktioniert das, wenn wir uns in den Alltag stürzen. So sind wir rund um die Uhr beschäftigt und haben keine Zeit, uns solch unangenehmen Fragen zu stellen. Doch wäre es auch für dich, liebe Leserin, nicht allmählich an der Zeit, das eigene Leben genauer unter die Lupe zu nehmen?

Mit großzügiger Geste winkt Britta ab. »Wie alt bist du? Zweiundfünfzig? Ihr jungen Küken! Ich werde nächstes Jahr sechzig.« Doch dann kommt die Analystin in ihr zum Vorschein. »Aber Spaß beiseite, Yvonne. Ich sag dir jetzt mal was: Dein Job ist wohl kein Argument, du bist schon lange nicht mehr happy in dieser Muckibude und überhaupt gibt es solche Sportstudios überall auf der Welt. Die Hotels auf Bali brauchen auch Trainer für ihre Sportkurse. Deine Freunde? Die zählen auch nicht, finde ich. Uns wirst du eh nicht los, wir kommen dich überall besuchen. Selbst Bali kriegen wir irgendwie hin. Deine Eltern könnten ein Grund sein, das würde ich verstehen.« Saskia schüttelt den Kopf. »Aber soll sie jetzt mit ihren Träumen warten, bis ihre Eltern tot sind? Sorry, aber das kann es wohl auch nicht sein.«

Ich überlege, wie meine Eltern wohl reagieren würden. Mein Papa wäre sofort Feuer und Flamme. Er würde mir zureden, nicht mehr zu warten, weil man ja nie weiß, was kommt. Und dann würde er überlegen, wie sie mich besuchen kommen können. Meiner Mama würden direkt die Tränen kommen. Dabei hat sie sich in den letzten Jahren so in Computer und Smartphone eingefuchst, dass wir wahrscheinlich mehr Kontakt hätten als je zuvor. Hier im Alltag bin ich manchmal so gestresst, dass ich gar keine Ruhe zum Telefonieren mit meinen Eltern habe. Und da sie mehrere hundert Kilometer weg wohnen, sehen wir uns auch nicht sehr oft.

Wir tauschen uns über unsere Eltern aus, wie rüstig sie noch sind, wie und wo sie leben und wieviel Kontakt wir zurzeit zu ihnen haben. Und natürlich, wie sie reagieren würden, wenn wir mit Auswandererplänen um die Ecke kommen. Wirklich schwierig wäre es nur bei Britta. Ihre Mama ist dement, lebt in einem Pflegeheim und Brittas wöchentliche Besuche sind die Highlights der alten Dame.

»Damit sind alle deine Argumente, hier zu bleiben, obwohl du von Bali träumst, vom Tisch, Yvonne.«, fasse ich die letzte halbe Stunde zusammen. Yvonne nimmt einen tiefen Schluck Wein und fächelt sich mit der Serviette Luft zu. »Ich weiß gerade nicht, ob mir der Wein zu Kopf steigt, ich mal wieder Hitzeschübe habe oder Bali schon in mir zündelt.« Wir lachen und Yvonne gibt den imaginären Staffelstab weiter. »Saskia, du hast noch gar nichts gesagt. Was würdest du machen, wenn du noch ein Jahr hättest? Ist übrigens eine tolle Frage, Moni.« Ich erzähle kurz, wo ich sie aufgeschnappt habe. Dann ist Saskia dran.

»Ich glaube, ich würde gar nicht so viel anders machen als jetzt. Nur alles viel bewusster genießen. Meine Kinder, meinen tollen Mann und mein neues Business.« Ein Lächeln huscht über ihr Gesicht. »Ich bin wirklich sehr glücklich mit meinem Leben. Wahrscheinlich würde ich noch weniger Pausen einlegen, weil mir die Zeit tatsächlich davonlaufen würde.« Sie überlegt einen Moment. »Britta, du hast mich vorhin auf eine Idee gebracht. Ich würde die Frage umdrehen und bei allem überlegen, ob ich so weitermachen will. Also was will ich nicht mehr, auch bei kleinen Dingen, im Alltag. Ob es was gibt, was ich mir sparen kann, um für die schönen Momente mehr Zeit zu haben. Beispielsweise würde ich zügig eine Putzfrau einstellen und in der Zeit mit meinen beiden kleinen Schätzen spielen. Seitdem ich immer mehr Zeit für mein Business brauche, kommen die beiden oft zu kurz.«

Saskia hat drei Kinder. Ihre Tochter Marla feiert nächsten Monat ihren achtzehnten Geburtstag, der mittlere heißt Thorge und ist elf Jahre alt. Nachzügler Paul ist gerade sechs geworden. Nebenbei stampft sie ein neues Business aus dem Boden. Mal eben so. Natürlich ist sie immer da, wenn man sie braucht und zudem rund um die Uhr gut gelaunt.

»Es klingt so entspannt, wie du das erzählst, Saskia.«, bemerkt Britta. »Als sei das alles ein Kinderspiel. Wie schaffst du das alles so easy?« Das frage ich mich auch immer wieder. Ich bin mit meinen zwanzig Stunden in der Agentur und dem Haushalt mit den Jungs voll ausgelastet. Obwohl die Jungs schon so selbstständig sind. Was bin ich früher durch die Gegend gefahren, um sie irgendwo hinzubringen oder abzuholen! Brauche ich

Tipp

Falls du zu den Menschen gehörst, die ihr Traumleben schon leben, beglückwünsche ich dich von Herzen! Lass dir nicht einreden, nun unbedingt etwas ändern zu müssen. Überprüfe nur für dich selbst, ob es vielleicht neue Sehnsüchte gibt.

fast nicht mehr. Um ihre Hausaufgaben kümmern sie sich auch allein. Da könnte ich ihnen auch gar nicht mehr helfen. Mehr Zeit habe ich trotz alledem nicht über.

»Entspannt ist das nicht wirklich«, lacht Saskia. »Ich hetze schon ziemlich durchs Leben und bin nie mit irgendwas fertig. Auch wenn es vielleicht platt klingt: Ich habe einfach Freude an allem, was ich mache. Es kommen täglich neue Bestellungen für meine Yogakissen und die Rückmeldungen meiner Kunden gehen runter wie Öl. Klar ist durch meine Arbeit der Familienalltag stressiger und auch ich habe Tage, da verzweifle ich an meinen ellenlangen To-Do-Listen. Die werden nie kürzer, egal wie viel ich wegschaffe. Doch wisst ihr was? Ich bin so unendlich dankbar für das alles. Was sollte ich denn mehr wollen?« Sie strahlt uns an. »Doch, ich weiß was!« Saskia dreht sich in Richtung Bar. »Marcello! Gibt's noch Dessert?«

Marcello setzt sich mit seinem Glas Rotwein zu uns. Sobald das Restaurant etwas leerer wird, kümmert er sich nicht mehr nur um das kulinarische Wohl seiner Gäste. »Warum so ernst heute? So kenne ich euch gar nicht.« Er prostet uns zu und winkt dem Kellner für Rotweinnachschub. Saskia erzählt ihm, worüber wir philosophieren und fragt ihn, was er anders machen würde. »Niente! Nichts anders als jetzt.«, ruft Marcello fast entsetzt und macht eine einladende Geste. »Das hier ist mein Leben. Lo adoro! Ich liebe dieses Restaurant, meine Gäste. Meine Familie ist hier bei mir. Perfetto!«

Marcello ist der geborene Gastgeber. Es ist eine Freude, ihn in seinem Restaurant zu erleben. Wenn er nicht glücklich wäre, hätte das mein Weltbild tatsächlich ins Wanken gebracht. Einen Gedanken schiebt mein Lieblingsitaliener doch noch nach. »Wenn ich könnte, würde ich meinen Enkel besuchen. Als ich das letzte Mal auf Sizilien war, war er noch nicht geboren.« Marcello überlegt und fügt leise hinzu: »Ist vier Jahre her.« Während er uns nachschenkt, reden wir alle durcheinander auf ihn ein, dass dann wohl dringend Zeit für Urlaub ist und sein Laden für zwei Wochen auch mal ohne ihn laufen würde. Natürlich winkt er ab und lässt uns wieder allein. Schon im Gehen fragt er noch: »Hausgemachtes Tiramisu, Panna Cotta mit Erdbeeren oder Tartufo. Oder wie immer?« »Wie immer« ist in diesem Fall perfekt: Eine Platte mit allem für alle.

»So, Moni«, fängt Yvonne an, die sich heute sogar durch die Dessertplatte probiert. »Jetzt bist du dran.« Ich hatte geahnt, dass ich nicht würde kneifen können. »Was würdest du machen, wenn du nur noch ein Jahr zu leben hättest?«

Natürlich habe ich mir in den letzten Tagen darüber das Hirn zermartert. Wieder und wieder. Es streikt allerdings bei dieser Zeitspanne von nur einem Jahr. Die taugt in meinen Augen nur dazu, ungeliebte Aktionen oder Menschen aus dem eigenen Leben zu verbannen und mehr Zeit mit Lieblingsbeschäftigungen und Lieblingsmenschen zu haben. Genau das sage ich zu meinen drei besten Freundinnen. »Also wenn ich nur noch ein Jahr hätte, würde ich es wie Saskia machen: Überlegen, was ich nicht mehr will. Ich würde zum Beispiel nicht mehr nett sein, nur um nicht unhöflich zu wirken. Vielleicht würde meine Meinung dem Gegenüber helfen, auch wenn er oder sie sie eigentlich nicht hören will. Ich würde keine sinnentleerten Gespräche mehr führen, es sei denn, ich amüsiere mich dabei köstlich. Diesen ganzen Scheiß, den man nur für die anderen macht. Oder, um von den anderen gemocht zu werden, um dazuzugehören. Den würde ich streichen. Konsequent. Ich würde mich nur noch mit Lieblingsmenschen umgeben. Und ganz sicher würde ich reisen. Wohin auch immer es geht. Spannend ist es überall, finde ich. Hauptsache, meine Liebsten wären dabei.« Britta überlegt. »Gute Ansätze. Werde ich auch mal drüber nachdenken. Über die eigene Meinung und das Nettsein, meine ich. Da geht mir im Büro so einiges auf den Wecker.« Yvonne schmunzelt. »Du hast doch schon so gut wie gekündigt, Britta. Nix mehr Büro und doofe Kollegen!« Fröhlich stimmt Britta in unser Gelächter ein und hebt verzweifelt die Hände. »Und ich weiß immer noch nicht, was ich stattdessen machen werde.«

So geht es mir auch. Obwohl die Atmosphäre in der Agentur viel besser ist als bei Britta im Büro. Der Job macht mir Spaß, ich habe gute Chefs und nette Kollegen. Kein Grund zu jammern eigentlich. Also auch kein Grund, was zu verändern? Noch ein Jahr und dann ziehen die Jungs wahrscheinlich aus. Was mache ich dann? Einfach aufstocken und mehr arbeiten? Mehr Geld verdienen? Um dann mal eine richtig fette Reise machen? Mit Luxus bis zum Abwinken?

»Was machen wir denn, wenn unsere Kids ausziehen?«, frage ich in die Runde. Yvonne lehnt sich zurück. »Bali. Vielleicht mache ich das wirklich. Lasst mich noch eine Nacht drüber schlafen. Oder vielleict zwei«, lacht sie. Saskia ist auch raus. »Ich habe meine Süßen noch ein paar Jahre bei mir. Also kann ich in Ruhe schauen, wie es bei euch so läuft – im Empty Nest.«

Bleiben noch Britta und ich. »Ich habe mich vorhin voll über mich selbst erschreckt.«, fängt Britta an zu erzählen. »Sonst bin ich eher im Team *Schnecke*, wenn ich mich entscheiden soll. Aber ich bin fast sechzig. Ich sollte tatsächlich endlich darüber nachdenken, wie lange ich noch Bügeleisen, Mixer und Rasierer verkaufen will.« Sie sieht uns reihum an. »Aber ganz ohne Arbeit könnte ich nicht, Mädels. Sorry. Wahrscheinlich wäre ich auch unerträglich und Jens würde mich rausschmeißen.« Britta senkt den Kopf. Saskia nimmt sie in den Arm. »Also wenn Jens dich rauswirft, fress' ich einen Besen. Der hat dich schon immer vergöttert und das tut er auch heute noch.« Britta wirft einen Blick in die leere Rotweinflasche und seufzt.

Ich muss an meine Gespräche mit Marc denken und erzähle den Mädels davon. Vom anfangs komischen Gefühl, über den Rest unseres Lebens zu sprechen. Über Jahrzehnte haben wir so vor uns hingelebt. Unser stinknormales Familienleben genossen. Ja, wir haben es wirklich genossen, denn es war und ist eine wunderschöne Zeit. Nun gehen unsere Kinder bald eigene Wege. Die Paarzeit beginnt nochmal neu.

»Freut ihr euch drauf?«, fragt Saskia. Ich nicke. »Je häufiger wir darüber sprechen, desto schöner wird unsere neue Zeit zu zweit. Schon jetzt, vorher.« Besonders Britta scheint aufmerksam zu lauschen. »Was habt ihr denn Schönes vor?«, fragt sie interessiert und bekommt immer größere Augen, als ich von unseren Reiseideen erzähle. Noch sind die Pläne sehr vage, aber für alle Menschen wie uns, die nur zweiwöchige Urlaube im Ferienhaus kennen, einfach unvorstellbar schön und riesengroß.

Während sich Marcello und sein Team schon auf den Feierabend vorbereiten, schwelge ich in meinen neuen Träumen. Als ich beim Schreiben ankomme und von Blog oder Buch erzähle, sind meine drei Freundinnen mit mir Feuer und Flamme. Wir sind uns einig, dass die Frage, was man tun würde, wenn man noch ein Jahr zu leben hätte, super ist, weil sie wirklich aufrüttelt. Um jedoch die eigenen Träume umzusetzen, braucht es einen längeren Zeitraum, mindestens drei oder besser noch fünf Jahre. Zum Abschied dieses wundervollen Abends bringt Marcello uns den obligatorischen Limoncello und wir sind uns einig: Es wird Zeit, das Leben neu zu gestalten.

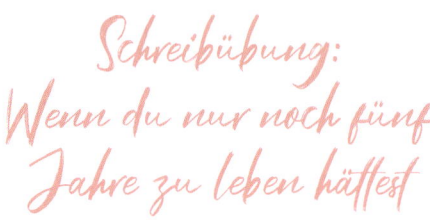

Schreibübung:
Wenn du nur noch fünf
Jahre zu leben hättest

Nimm dir für diese Schreibübung etwas Zeit und bereite dich mental darauf vor. Bevor du mit dem Schreiben beginnst, solltest du zur Ruhe kommen. Mache am besten einen fünfzehnminütigen Spaziergang, auf dem du einfach deine Seele baumeln lässt.

1. BEGINNE ZU SCHREIBEN

Wenn du zurück bist, nimm dir einen Schreibblock oder ein schönes Notizbuch und einen Stift, mit dem du gut schreiben kannst. Beginne mit »Wenn ich nur noch fünf Jahre zu leben hätte …« und schreib einfach weiter, ohne viel nachzudenken.

2. LASS KEIN THEMA AUS, DAS DIR WICHTIG IST

Schreib alles auf, was dir in den Sinn kommt, ohne dich zurückzuhalten. Es ist wichtig, dass du dich nicht in deinen Gedanken begrenzt, sondern ihnen freien Lauf lässt. Reise durch alle Lebensbereiche: von Beruf und Selbstverwirklichung über Familie, Hobbys und Reiseträumen bis hin zu Partnerschaft und Liebesleben.

3. LASS DIR ZEIT

Schreib mindestens zehn Minuten lang oder so lange, bis du das Gefühl hast, fertig zu sein. Dann leg deine Schreibutensilien weg. Atme tief durch und strecke dich ordentlich. Du kannst stolz auf dich sein – das ist keine leichte Schreibübung!

4. SCHAU DIR ALLES NOCHMAL AN

Hol dir das Getränk, auf das du jetzt am meisten Lust hast und mach es dir gemütlich. Nun lies, was du zu Papier gebracht hast.

Lass das Geschriebene ein paar Tage auf dich wirken und nimm es dir immer mal wieder zur Hand. Was von dem, was du geschrieben hast, willst du umsetzen? Entscheide dich!

BONUSTIPP

Es kann durchaus passieren, dass dir bei dieser Schreibübung Gedanken kommen, die dich im ersten Moment erschrecken. Wahrscheinlich kollidieren sie arg mit deinem aktuellen Leben, bringen Zweifel an deiner beruflichen Situation oder sogar an Beziehungen zu Menschen, die dir eigentlich nahestehen, ans Licht.

Schieb sie bitte nicht gleich weg. Vielleicht ist jetzt ein guter Zeitpunkt, um übers Loslassen nachzudenken. Kennst du das Sprichwort „Wer loslässt, hat die Hände frei"? Was kannst du loslassen, um Platz für Neues zu schaffen – für all das Schöne, das du in den nächsten fünf Jahren erleben möchtest?

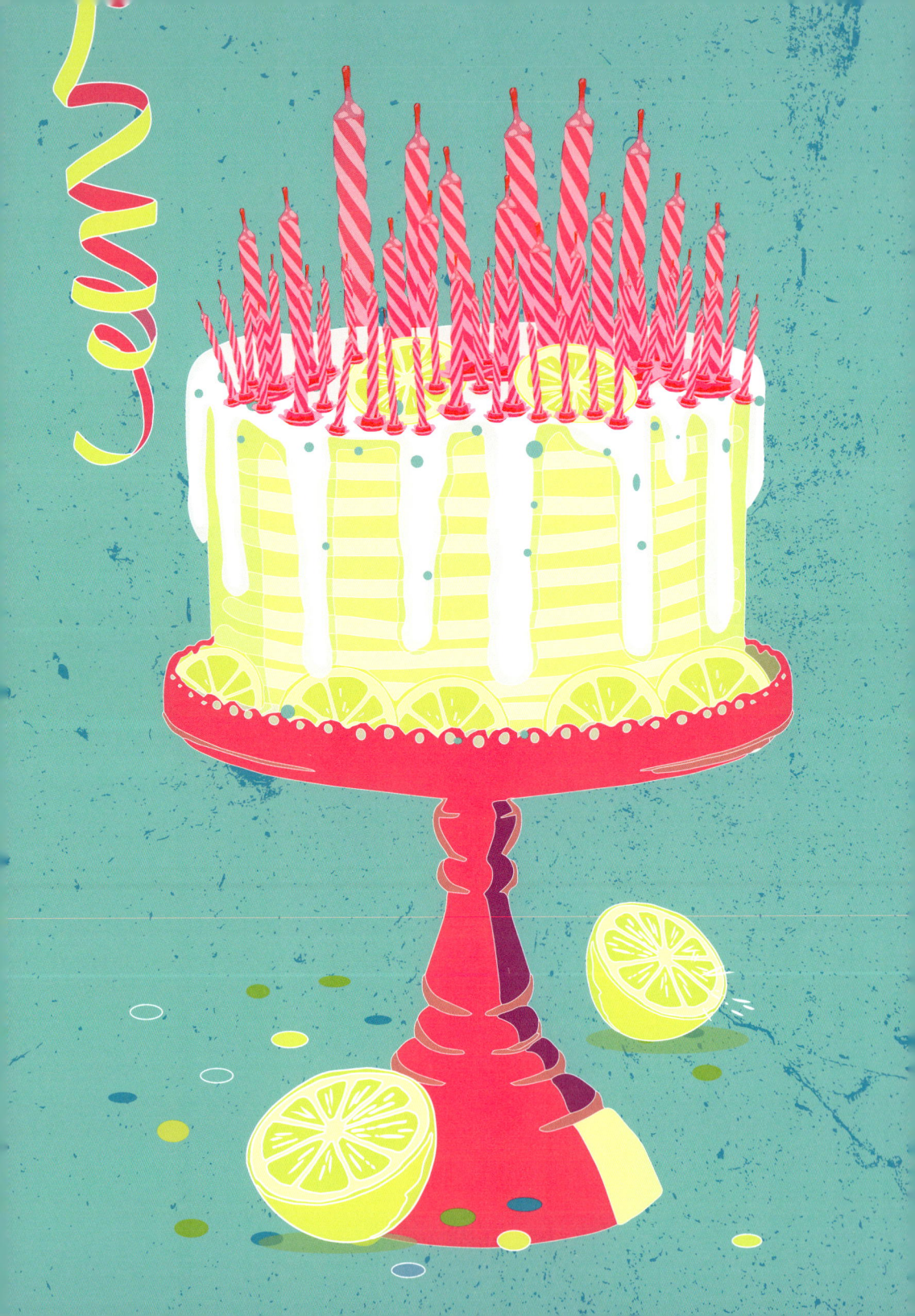

Noch alle Kerzen auf der Zitronen- torte?

»Wie viele Kerzen?«, brüllt die Verkäuferin meiner Lieblingskondi- torei über die Theke. »Fünfzig?« Ich laufe scharlachrot an. Außer mir ist noch genau ein Kunde im Laden. Extrem gutaussehend, vielleicht gerade Vierzig. Oder sogar noch Ende Dreißig. Er grinst mich breit an. Ich überlege, was ich ihm entgegenstammeln könnte, doch mein Hirn kommuniziert gerade nicht mit meinem Sprachzentrum. Typisch! Eine richtig tolle Geburtstagstorte wollte ich bestellen, mir selbst mal eine Freude machen. Und dann sowas. Peinlich, peinlicher, Moni.

Ein schrilles Geräusch ertönt. Irritiert sehe ich mich um. Ich liege schweißgebadet in meinem Bett, mein Mann Marc beginnt sich ne- ben mir zu rekeln und aus dem Radiowecker plärrt mir Katy Perry ins Ohr. Es ist 6:53 Uhr. Ein Seufzer zischt aus meinem Mund. Marc dreht sich zu mir und kuschelt sich von hinten an mich. »Was ist denn am frühen Morgen schon so zum Seufzen, meine Süße?«, schnurrt er mir verschlafen ins Ohr und schiebt ein »Guten Morgen«, hinterher. Ich knurre kurz zurück und schmiege mich ins Löffelchen. Nach Reden ist mir noch nicht, ich hänge noch in diesem fiesen Alptraum. Naja, Alptraum ist übertrieben. Eigentlich ist die Geschichte schon lustig.

Als wir ein paar Minuten später gemeinsam im Bad sind, erzähle ich Marc von der Torte und dem heißen Typen. Sein Lachen schallt durch das ganze Haus und ich spiele beleidigte Leberwurst. Lange halte ich das nicht durch und stimme in sein Gelächter ein. »Ach, Moni. Diese Fünfzig macht dir wirklich zu schaffen. Glaub mir, es gibt Schlimmeres. Ich habe sie doch auch überlebt.« Marc breitet die Arme aus und das Handtuch rutscht ihm von der Hüfte. Ich mustere den Mann, mit dem ich schon seit achtzehn Jahren verheiratet bin, von oben bis unten. Bis auf den kleinen Bauchansatz ist er noch total schlank. Für Ende Fünfzig sieht er sogar verdammt gut aus. Marc stiefelt mit Showeinlage aus dem Bad und ich verpasse ihm einen Klatscher auf sein knackiges Hinterteil. Dieser tolle Mann gehört mir. Was kümmert mich da der Marlboro-Mann aus meinem Traum.

Heute ist Freitag und ich habe frei. Also bürofrei. Nachdem die Jungs raus sind, hole ich die Bügelwäsche aus dem Keller. Seit kurzem höre ich Podcasts beim Bügeln. Ein Podcast ist wie ein Hörbuch, nur ohne Buch. Es gibt Podcasts von Politikern, Comedians, Mentaltrainern oder Wissenschaftlern, sogar unsere Bundeskanzlerin hat einen. Heute will ich aber weder Politik noch Comedy. Ich habe mir die neue Podcastfolge einer bekannten Fitnesstrainerin ausgesucht, die über ihren kommenden fünfzigsten Geburtstag sinniert. »Zehn Bekenntnisse einer fast fünfzigjährigen Frau«. Ich bin gespannt.

Erstens kommt es anders als man denkt, erzählt die fast fünfzigjährige und plädiert dafür, flexibel zu bleiben. Vor allem mental. Ich stimme ihr innerlich zu und denke an meinen Vorsatz, mir zum fünfzigsten Geburtstag einen Waschbrettbauch antrainieren zu wollen. Beim Blick in den Spiegel wurde mir heute Morgen gerade

Tipp

Hast du schon mal Podcasts gehört? Sie können nicht nur Jobs wie das Bügeln unterhaltsamer machen, in vielen Podcasts werden tolle Tipps zu Themen wie Ernährung oder Entspannung gegeben.

klar, dass das in den wenigen verbleibenden Wochen wohl nichts mehr wird. Dabei wollte ich zu meiner großen Party ein kleines Schwarzes tragen und das geht für mich nur, wenn der Bauch wirklich flach ist.

Wovon spricht die Podcasterin jetzt? Flexibel in Sachen Body? Eine Schlangenfrau zu sein, haha, davon bin ich Lichtjahre entfernt. Ich recke und strecke mich mit dem Bügeleisen in der Hand und drehe meinen Luxuskörper in alle Richtungen. Aaahhh, das tut gut.

Und dankbar sollen wir sein. Super Punkt! Da kann ich mich nur anschließen. Seitdem ich mein Dankbarkeits-Tagebuch schreibe, wird mir mehr und mehr klar, wie gut es mir geht. Auch die Punkte, die die Fitnesstrainerin aufzählt, sind schon mehrfach in mein Büchlein gewandert. Gesund zu sein ist ein riesiges Geschenk, liebende Menschen um sich zu haben und in einem friedlichen Land leben zu dürfen. Immer genug zu essen auf dem Tisch und sogar noch die freie Wahl, was wir essen wollen. Obwohl gerade das auch herausfordernd ist. So viele Verführungen in jeder Ecke des Supermarktes.

Dann bekennt sie, dass sie viel Schlaf, Pausen und Stille braucht. Viel mehr als früher, als sie Partys gefeiert hat und am nächsten Morgen trotzdem einigermaßen fit war. Genauso geht es mir definitiv auch. Dass guter Schlaf wahrer Luxus ist, wird mir nach jeder der schlaflosen Nächte aufs Neue bewusst, die mich seit den Anfängen meiner Wechseljahre immer wieder quälen. Und von den Tagen nach einer Party rede ich lieber gar nicht erst.

Was ich auch immer mehr genieße, ist Zeit für mich. Obwohl ich früher gar nicht gut allein sein konnte. Ob in der Stille oder draußen in der Natur: Mal nichts tun, den eigenen Gedanken nachhängen oder allein spazieren gehen ist super. Gerade Outdooraktivitäten ma-

Tipp

Gönn dir Ruhephasen. Dein Körper braucht jetzt mehr Zeit, um sich zu regenerieren und das ist gar nicht schlimm. In etwas gemäßigterem Tempo lebt es sich einfach entspannter.

chen glücklich. Bewegung lüftet das Gehirn und ist gut für den ganzen Körper, verspricht die Bewegungsexpertin. Und wir sollen unbedingt mehr auf ihn hören. Er signalisiert uns immer, was er braucht. Viele von uns haben das nur so lange ignoriert, dass sie jetzt gar nicht mehr deuten können, was der eigene Body ihnen sagen will. Ich bekenne mich schuldig: Ich gehöre dazu. Doch noch bin ich lernfähig.

Dann folgt ein sehr ehrliches Bekenntnis. Meine Lieblings-Fitnesspodcasterin will sich mehr und mehr freimachen. Nämlich durch eine gesunde Portion Egoismus. Nicht jeder mag sie und auch sie mag nicht jeden. Das ist vollkommen okay, sagt sie. Ich fühle mich ertappt. Nicht vom Egoismus, sondern dem Drang nach Harmonie und dem Beliebtseinwollen. Doch sie hat vollkommen recht: Wer mir nicht guttut, raubt mir Zeit und Energie. Und wer mich mag, mag mich so, wie ich bin. Für den muss ich mich nicht verstellen. Auch mit fast Fünfzig nicht.

Dann schenkt sie uns noch ein Sprichwort: »Alt ist man dann, wenn man an der Vergangenheit mehr Freude hat als an der Zukunft.« und den Lebensrettersatz für angehende Fünfziger: *Es gibt ein Leben nach der Fünfzig.* Danke, liebe Béatrice Drach, für *BeACTIVE – der Podcast für deine kleinen Bewegungsimpulse im Alltag.*[4]

Das Bügeleisen streicht über das letzte T-Shirt und ich bin ganz erstaunt. Diesmal habe ich überhaupt nicht gemerkt, wie der Bügelberg verschwunden ist. Schon wieder ein Punkt für mein Dankbarkeits-Tagebuch: Bügeln mit Inspiration.

Dann ist es Zeit für meine freitägliche Me-Time. Ein Spaziergang ganz für mich allein. Stoff zum Nachdenken habe ich jetzt genug. Meine Fünfzig rückt näher. Ich muss bald entscheiden, ob ich feiern will. Also raus mit mir. Mindestens eine halbe Stunde stapfe ich durch die Gegend. Heute ist wieder so ein Tag, an dem ich gar nicht merke, wo mich meine Füße hinführen. Ich laufe einfach.

Mühsam versuche ich, mich zu konzentrieren. Mein Kopf ist mal wieder so voll, dass mir das wirklich schwerfällt. Selbst bei einem so schönen Thema wie dem eigenen Geburtstag. Schon verrückt. Vielleicht ist es mir nicht wichtig genug. Oder es ist mal wieder die reine

Verdrängungsstrategie: einfach nicht drüber reden, schon gar nicht hochoffiziell zum Fünfzigsten einladen. Haha, schon wieder spielen mir die Gedanken einen Streich. Also zurück zum Thema.

Wie will ich meinen fünfzigsten Geburtstag verbringen? Eins ist vollkommen klar: wenn Party, dann richtig. Ich miete eine coole Location und lade wirklich alle Freunde ein. Auch oder gerade die, die ich so selten sehe, weil sie weiter weg wohnen. So ein Fünfzigster ist schon ein Anlass, für den man auch eine kleine Reise machen kann. Also ich würde das jedenfalls tun. Besser gesagt: Ich würde mich tierisch darauf freuen. Besonders wenn man sich selten sieht, muss man doch wenigstens solche Gelegenheiten nutzen. Wer weiß, wie viele runde Geburtstage wir noch haben. Hach, wieder diese morbiden Gedanken. Die machen mich echt fertig.

So eine Party kostet auch Geld. Wenn wir so richtig feiern, auch viel Geld. Ist es das wert? Andererseits: Wofür ist das Geld besser ausgegeben als für eine große Party mit all den Menschen, die ich gern mag? Eine Party, die mir für immer im Gedächtnis bleiben wird. Und den Gästen vielleicht auch. Heißt es nicht immer, Erinnerungen sind das einzige, was später zählt? Ich stehe wieder vor unserer Haustür. Eine Entscheidung habe ich noch nicht getroffen. Doch die Gedanken werden klarer und die Argumente für eine Party stärker.

Beim Abendessen erzähle ich meinen drei Männern von dem Gedanken-Ping-Pong in meinem Kopf. Jonas und Tom können beim besten Willen nicht verstehen, warum ich überhaupt zögere. Ein fünfzigster Geburtstag ohne Party? Wieso sollte man sowas machen? »Feier doch hier«, schlägt Tom vor. »Dann wird's nicht so teuer. Das Kellnern übernehmen Jonas und ich.« Jonas nickt und ich bin ganz gerührt. »Genug Platz haben wir doch auch. Oder wie viele Leute willst du einladen?« Das weiß ich noch gar nicht. Mehr als sonst werden es auf jeden Fall. Ich sollte wohl mal eine Liste schreiben. Marc hält sich galant zurück. »Wir machen es so, wie du es möchtest, Schatz. Dein Geburtstag, deine Party. Oder auch nicht.« Eigentlich ein Traum, solche Statements der eigenen Familie. Aber wirklich weiter hilft mir das mit der Entscheidung auch nicht.

»Wenn wir feiern, dann feiern wir richtig groß«, verkünde ich. »Das ginge hier bei uns nur, wenn das Wetter mitspielt und wir den Garten nutzen können, was im April aber auch schiefgehen kann.« Einvernehmliches Nicken, obwohl wir auch schon einige meiner Geburtstage mit Freunden bei herrlichstem Sonnenschein auf der Terrasse verbracht haben. »Und ich will tanzen«, weiß ich plötzlich und in dem Moment ist mir klar, dass zu meinem Fünfzigsten eine megageile Party steigen wird. Noch am gleichen Abend fange ich an, aufzuschreiben, wen ich einladen möchte. Die Liste wird lang und länger.

Am Sonntagnachmittag rufe ich bei Yvonne an. Nach dem zweiten Klingeln ist sie schon dran. »Moni! Ist alles in Ordnung bei euch?« Meist chatten wir nur, wie mir durch ihre Reaktion mal wieder bewusst wird. »Ja, alles ist gut, Yvonne. Was machst du gerade? Bist du im Stress oder hast du Zeit zum Quatschen?« Yvonne ist eigentlich immer beschäftigt. Wenn sie nicht arbeitet oder sich – als Alleinerziehende übrigens – um Tochter und Haushalt kümmert, ist sie mit Sicherheit sportlich oder auf Instagram unterwegs.

»Ich habe gerade Videos gedreht. Aber ich brauche sowieso eine Pause, also erzähl, was du auf dem Herzen hast.« Erst will ich natürlich wissen, was Yvonne für coole Videos aufgenommen hat. »Mit welcher Übung willst du deine Fans denn diesmal quälen?«, scherze ich durchs Telefon. »Die haben sich meine Insta-Follower selbst ausgesucht. Ich habe die Ladies letzte Woche wählen lassen: Plank-Challenge oder Bauch-Workout.« Yvonne hat sich eine richtige Fanbase aufgebaut. Mich nerven Facebook und Instagram ehrlich gesagt, aber Yvonne hat vor einigen Jahren schon richtig Gefallen daran gefunden. Nachdem ihr Mann sie verlassen hatte, hatte sie abends viel Zeit für sowas, wenn Tochter Clara im Bett war. Sie hat auch mal erzählt, dass sie über die sozialen Medien einige Frauen gefunden hat, die in einer ähnlichen Situation waren. Ich weiß, dass Yvonne mit einigen von denen sogar heute noch befreundet ist.

»Und? Wofür haben sie sich entschieden?« Yvonne lacht. »Sie wollen es auf die harte Tour. Der Bauch soll weg.« Ich streiche über meinen kleinen Rettungsring. »Meiner auch, Yvonne. Kann ich nicht mitmachen?« Im gleichen Moment würde ich mir am liebsten auf die Zunge beißen. Doch es ist zu spät. »Klar, Moni. Morgen gibt es das erste kleine Filmchen. Ich zeige drei Übungen und erzähle euch, wie oft ihr sie machen sollt. Dann wird von Tag zu Tag gesteigert. Jeden Montag kommt eine neue Übung dazu. Die Challenge läuft sechs Wochen. Wenn du durchhältst und mal wieder Zucker und Weißmehl meidest, könnte dein kleines Bäuchlein tatsächlich verschwunden sein.« Ich werfe einen Blick auf den Kalender. Acht Wochen noch bis zur Fünfzig. Das ist meine Chance. »Bin dabei!«, rufe ich euphorisch in das Telefon. »Cool, Moni! Du bekommst natürlich Premium-Betreuung: Ich frag dich jeden Abend, wie es gelaufen ist und falls es mal hakt, komm ich vorbei und wir trainieren zusammen.« Sowas passiert, wenn man bei Yvonne anruft.

Nachdem das geklärt ist, wenden wir uns dem angenehmen Thema zu: Geburtstagsparty. Yvonne klingt fast erbost über meine Restzweifel in Sachen Party. »Na klar, feierst du! Wenn du dir nicht selbst eine Party organisierst, machen wir das für dich.« Ich habe meine drei weltbesten Freundinnen zwar unendlich lieb und würde jede von ihnen nachts um drei aus jeder noch so peinlichen Lage retten, aber meine Fünfziger-Party blind in ihre Hände legen? Never ever.

»Wie lang ist noch Zeit?«, fragt Yvonne und hat offensichtlich einen Kalender vor der Nase. »Wir haben Mitte Februar. Also noch zwei Monate. Moni, wir müssen anfangen zu planen!« Müssen muss ich gar nichts, schießt es mir durch den Kopf. Gegen dieses Wort habe ich eine regelrechte Allergie entwickelt. Doch natürlich hat Yvonne recht. Die Zeit läuft. »Wollen wir uns mit Saskia und Britta treffen?«, schlägt sie vor. »Können wir Anna dazunehmen?«, frage ich vorsichtig. »Moni, warum fragst du? Es ist *deine* Party!«

Der nächste Freitag ist seit langem für den Proseccoabend reserviert. Der ist uns vier Freundinnen heilig. Wenn nicht gerade ein wirkliches Drama passiert ist, wird nicht abgesagt. Yvonne schlägt vor, dass wir alle zu ihr kommen, weil wir dort viel Platz haben und niemanden stören. Gute Idee, denn selbst bei Marcello sitzen manchmal so pikierte Leute, die durch unsere sicherlich nicht im Flüsterton stattfindende Planung wahrscheinlich obergenervt wären. In Yvonnes gemütlicher Küche bin ich ohnehin unglaublich gern. »Dann haben wir ja alles geklärt, oder? Ich muss jetzt noch schnell die Videos fertig schneiden, weil die Challenge ja morgen losgeht. Flachbauch in sechs Wochen: Nicht vergessen, Moni! Schreibst du den Mädels noch wegen Freitag?« Was für eine Power diese Frau hat! Von wegen, mit fünfzig schafft frau nicht mehr so viel.

Ich mache mich direkt auf in unsere Gruppe *Proseccomädels*.

Ich: *Hallihallo. Für Freitag alles klar? Treffen diesmal bei Yvonne in der Küche. Falls ihr Lust habt, würde ich gern meine Fünfziger-Party mit euch planen.* [Smiley-Emoji läuft rot an]

Ach so, jetzt habe ich Anna vergessen zu erwähnen.

Britta: *Partyplanung? Wie schön. Soll ich uns einen Salat mitbringen? Freu mich auf euch.*

Essen ist auch eine gute Idee. Dann mache ich vegetarische Frikadellen.

Ich*: Dann mache ich vegetarische Frikadellen* [Essen-Emoji] *und bringe Weißwein* [Weingläser-Emoji] *mit. Anna würde ich gern noch einladen, wenn es für euch okay ist.*

Britta: [Viele Daumen-hoch-Emojis]

Saskia ist bestimmt noch mit ihren Süßen beschäftigt. Sie ist die einzige in unserer Runde, die noch jüngere Kinder hat. Zwei Stunden später kommt eine Nachricht von ihr.

Saskia: *Sorry, Paul hatte Redebedarf. Mobbingthema* [zorniger Smiley]. *Fünfziger-Party??? Moni, wie cool* [Feuerwerk-Emoji]. *Freitag passt natürlich. Uhrzeit? Ich bringe Mangoldtarte mit, neues Rezept, haben wir gerade gegessen, abartig lecker.*

Mir läuft das Wasser im Mund zusammen und plötzlich meldet sich auch mein Bauch mit einem kleinen Hungergefühl. Kein Wunder, es ist schon halb acht. Wieso ist es eigentlich so ruhig im Haus? Ich schaue vorsichtig in die Zimmer der Jungs. Jonas sitzt vor dem Rechner, das Headset schief auf dem Kopf. Seine Finger springen über den Joystick. »Was ist denn?«, fragt er, ohne den Blick auch nur eine

Sekunde vom Bildschirm zu nehmen. »Lass uns mal Abendbrot machen. Ist schon gleich acht Uhr.« Ein kurzes Nicken und schon taucht er wieder ab. Bis das Abendbrot auf dem Tisch steht, garantiert. Tom sitzt auch am Rechner, scheint aber nicht ganz so im Tunnel. »Was machst du?«, frage ich ihn. »Ich konstruiere.« Okay, mein Fehler. Ich weiß, dass Tom auf solch eine Frage nie ausschweifend antwortet. Zweiter Versuch. »Was konstruierst du?« Tom dreht sich zu mir. »Auto. Vier mal vier. Bin gerade bei den Achsen.« Auf den Punkt. Warum sollte man fürs Sprechen mehr Energie als nötig verwenden? Mit einem Lächeln rufe ich ihm zu, dass es gleich Abendbrot gibt und begebe mich ins Wohnzimmer. Marc liegt mit seinem Reader auf der Couch. »Na, spannendes Buch?«, versuche ich hier mein Glück. »Hhmm.« Damit stirbt auch meine letzte Hoffnung auf eine kleine Konversation und ich mache mich ans Abendbrot. Eine offene Küche hat den großen Nachteil, dass man auf der Couch liegend nicht so tun kann, als würde man nicht mitbekommen, dass sich jemand um das leibliche Wohl der Familie kümmert. Es dauert nicht lange, bis sich bei Marc das schlechte Gewissen regt. »Nur das Kapitel noch.« Unschuldig hebe ich die Hände. »Hab nix gesagt.« Mein Mann grinst mich von der Couch an.

Mein Handy summt, als gerade alle vier am Esstisch sitzen. Ich lasse mir nichts anmerken und ignoriere es. Es summt noch einige Male während des Abendbrotes. Nach dem Essen verschwinden die Jungs wieder in ihre Zimmer. Es passiert immer häufiger, dass Marc und ich unsere Abende ohne unsere Kinder gestalten müssen. Oder dürfen. Heute heißt das, dass wir einen Film aussuchen, auf den wir selbst Lust haben. Eine Liebesschnulze vielleicht. Ich schnappe mir als erstes mein Handy und überlasse Marc damit die Wahl. Das ist okay für mich, denn er sucht in letzter Zeit oft Hollywood-Romanzen aus. Angeblich »nur für mich«. Früher hätte ich ihm das abgenommen. Ich grinse in mich hinein und checke meine Nachrichten.

Yvonne: *Das wird ein Festmahl. Kennt ihr Chiapudding? Könnte ich als Dessert anbieten. Ist 19 Uhr zu früh, Saskia?*

Saskia: *Kann man das essen?* [Viele Lachsmileys] *Uhrzeit passt. @Moni würde mich freuen, Anna mal wieder zu sehen.*

Yvonne: *Party. Party. Party. Ich hab schon so coole Ideen …*

Britta: [großes Lachsmiley]. *Deinen Chiapudding würde ich gern mal probieren @Yvonne.*

Wenn ich das so lese, könnte ich direkt den Wein einpacken und zu den Mädels fahren.

Ich: *Ich hatte mal Chiapudding gekauft, den haben mir die Männer fast ausgespuckt* [Spucksmiley, Lachsmiley]. *Der war aber auch echt nicht lecker. Bin gespannt, Yvonne.*

Yvonne: *Gekauften kannste vergessen. Selbst gemacht ist der voll gut. Vertrau mir* [Herz-Emoji]

Ich: *Sowieso* [Herz-Emoji]

Im riesigen Angebot des großen Streamingdienstes hat Marc inzwischen einen Film gefunden. »Worum geht's?«, frage ich ihn, da ich abgelenkt war. »Wirst schon sehen.« Ich sehe amerikanische Straßen und ein altes Pärchen in einem uralten Wohnmobil. »Sieht nach Roadmovie aus.« Marc schüttelt den Kopf. »Kein typischer. Warte mal ab.« Geduld war noch nie meine Stärke, aber ich lasse mich drauf ein. Neunzig Minuten später sitze ich voll verheult in meiner Couchecke. Selbst mein Mann wischt sich eine Träne weg. Ich schnappe mir nochmal mein Smartphone.

Ich: *Mädels, schaut euch unbedingt »Das Leuchten der Erinnerung« an. Aber Achtung: Taschentuchalarm hoch zehn.* [Herz-Emoji][5]

Beim Gute-Nacht-Kuss drückt mein Mann mich heute besonders fest.

Montagmorgen. Mein erster Gedanke: Hoffentlich hat Anna am Freitagabend noch nichts vor. Ich schaffe es tatsächlich, vor ihr in der Agentur zu sein und gehe auf direktem Weg in die Küche. Ein schneller Blick in den Tassenschrank und Bingo! *It's time to drink Champagne and dance on the table.* Als ich kurz darauf ins Büro zurückkehre, hängt Anna gerade ihre Jacke auf. Sie schaut mich an, die zwei Kaffeebecher und »ihren« Spruch. »Huch? Was feiern wir?« Ich tue so, als ob nichts wäre. »Och, gar nichts, Anna.« Meine Lieblingskollegin glaubt mir kein Wort. »Nun sag schon!« Mit dem Kaffee in der Hand schlendere ich um unsere Schreibtische herum und lehne mich an ihren an. »Hast du am Freitagabend schon was vor?« Anna winkt direkt ab. »Jetzt sag nicht, du willst mal wieder mit mir auf den Kiez zum Tanzen? Du weißt doch, dass ich nicht auf diese vollen Clubs stehe.« Ich schmunzle in mich hinein. »Na ja, ums Feiern geht es schon. Aber nicht so, wie du denkst.« Annas Gesicht verformt sich zu einem Fragezeichen.

Ich lasse sie nicht länger zappeln und erzähle von meinem Entschluss, den Fünfzigsten doch zu feiern. »Am Freitagabend wird geplant. Mit Saskia, Britta, Yvonne und dir.« Mit Hundeblick schiebe ich schnell »Natürlich nur, wenn du Lust hast« nach. Na klar hat Anna Lust. Ich klatsche vor Freude in die Hände. »Wir treffen uns um neunzehn Uhr bei Yvonne. Ich schicke dir gleich die Adresse.« Während ich tippe, fragt Anna, was sie mitbringen soll. Ich lese vor, was wir alles schon haben. »Selbstgemachter Chiapudding? Mega!« und dann fällt ihr doch noch was ein. »Ich mache uns einen leckeren alkoholfreien Cocktail.« Anna trinkt fast nie. Höchstens mal einen Minischluck zum Anstoßen.

Ich sehne den Freitag herbei und die Woche zieht sich wie Kaugummi. In der Agentur quäle ich mich mit einem Text über Smarthome, die intelligente Haussteuerung. Meine Begeisterung für dieses arg technische Thema hält sich in Grenzen und ich muss tief einsteigen, um vernünftig darüber schreiben zu können. Immer wieder verirre ich mich während der Recherche zu Blogs, in denen Tipps zur Partyplanung gegeben werden.

Irgendwann ist der Freitag dann doch da und ich bereite einen großen Berg vegetarische Frikadellen vor. Eine Hälfte lasse ich den Männern, die andere wird mitsamt zweier Flaschen Weißwein in den Rucksack gepackt. Ich schwinge mich aufs Fahrrad, Yvonne wohnt schließlich fast um die Ecke. Obwohl ich um 18:58 Uhr auf die Klingel drücke, bin ich fast die Letzte. Nur Saskia fehlt noch, kommt aber direkt nach mir an, völlig abgehetzt. Wenn ich Saskia so k.o. sehe, bin ich immer ganz schön froh, dass Marc und ich mit den Zwillingen völlig happy waren und nicht noch ein drittes Kind wollten.

Wir lassen die Schuhe im Flur und folgen dem fröhlichen Gegacker, das uns auf direktem Weg in die Küche führt. »Unsere Jubilarin ist da«, ruft Britta und drückt uns Prosecco in die Hand. »Noch bin ich neunundvierzig«, protestiere ich und mit einem einhelligen »Auf uns« klirren die Gläser an diesem Abend zum ersten Mal.

»Erst essen oder erst planen?«, fragt Yvonne und wir sind uns sofort einig. Yvonne hat alles schon vorbereitet, zu Oliven und Grissini gesellen sich nun ein riesiger griechischer Salat, eine noch warme Mangoldtarte und meine vegetarischen Frikadellen. Anna schenkt Wasser ein. Ich zwinkere ihr zu und schnappe mir ihr Proseccoglas, das als einziges noch fast voll ist. Britta verteilt den Rest aus der Flasche, bevor er warm wird. Der Weißwein wandert in den Kühlschrank.

Tipp

Mit Freundinnen macht nicht nur die Partyplanung so richtig Spaß. Triffst du dich regelmäßig mit deinen Lieblingsmädels oder -kolleginnen? Falls nicht, verabrede dich doch mal wieder mit ihnen.

Wir schwelgen in den selbstgemachten Köstlichkeiten und loben uns gegenseitig in den Himmel. Yvonne und Anna tauschen sich über die neuesten Fitnesstrends aus, während Britta und ich uns Pauls Mobbingstory erzählen lassen. Entsetzt stellen wir fest, dass jedes unserer Kinder schon mindestens eine Erfahrung dieser Art gemacht hat. Das beste Mittel dagegen, darin sind wir uns einig, ist das Starkmachen des Kindes. Es sieht so aus, als wenn Paul es auch auf diese Art durch die fiese Phase schaffen könnte. Wir drücken ihm die Daumen.

Den Nachtisch verschieben wir auf später und räumen gemeinsam den Tisch ab. Britta holt einen großen Block, Stifte und irgendwelche bedruckten Zettel aus ihrer Tasche. »Was hast du denn alles mit?«, fragt Yvonne belustigt. »Soll ich noch einen Beamer besorgen?« Britta findet das gar nicht komisch und macht Anstalten, alles wieder wegzupacken. »Lass mal draußen«, tröstet Saskia sie. »Brauchen wir sicher noch. Doch Moni, sag mal: Willst du nicht anfangen und uns erzählen, was du dir für deinen großen Tag vorgestellt hast?«

Das halten alle für eine gute Idee und so erzähle ich munter drauf los, dass ich mir eigentlich noch gar nichts vorgestellt habe. Außer, dass ich entspannt und ausgelassen feiern und viel tanzen will, zu cooler Musik, und dass es nicht so schick und steif sein soll. Yvonne klatscht in die Hände. »Na, das klingt doch schon mal gut für den Anfang.« Sie, die Partymaus unter uns, kennt sich beim wilden Feiern bestens aus. »Dann brauchst du als erstes eine passende Location.« Ich nicke. »Wie viele Leute kommen denn?« Diesmal bin ich auf diese Frage vorbereitet. »Um die fünfzig denke ich.« Anna macht große Augen. »So viele Leute willst du einladen, Moni? Das wird aber teuer.« Das wird es wohl. Es entsteht eine wilde Diskussion, an deren Ende wir uns über zwei Dinge einig sind.

1 Jeder darf feiern, wie er will, mit wenigen oder
vielen Menschen. Oder auch gar nicht.

2 Wenn jemand groß feiern will, ist der fünfzigste
Geburtstag ein super Anlass. Denn wann, wenn
nicht jetzt!

»Erinnerungen schaffen«, sagt Saskia. »Darum geht es doch. Wie in dem Film, den du empfohlen hast, Moni. So schön und so traurig. Wenn wir alt sind, werden wir froh sein, wenn wir in schönen Erinnerungen schwelgen können.« Saskia sitzt neben mir, sodass ich sie spontan einmal ganz fest drücken kann. »Gibt's noch was zu trinken?«, frage ich mit Kloß im Hals. Yvonne stürmt zum Kühlschrank, holt den Weißwein heraus und hält uns das Etikett entgegen. »Wie wäre es mit einem Weißburgunder, meine Damen?« Britta, deren sechzigster Geburtstag in gar nicht mehr allzu weiter Ferne liegt, sieht nach »Völlig egal, Hauptsache Alkohol« aus und hält als Erste ihr Glas hin.

Yvonne greift schnell den Faden wieder auf: »Wir waren bei der Location stehengeblieben.« Von allen Seiten fliegen Vorschläge auf mich zu. Lieblingsrestaurants, Vereinsheime oder doch das große Partyzelt im Garten. Ich lege fest, dass ich diesmal nicht tagelang in der Küche stehen will, um das viele Essen vorzubereiten. »Und wenn alle was mitbringen? Statt Geschenken eine Spende fürs Buffet?«, fragt Saskia und sofort sträuben sich mir die Nackenhaare. »Ich wünsche mir eine richtig fette Party, Saskia. Aber lieber ganz ohne Essen, als dass jeder was in der Tupperdose mitbringt.« Für einen kurzen Moment herrscht betretenes Schweigen, doch plötzlich strahlt Yvonne mich an. »Du hast völlig recht, Moni! Du lädst zu einer Party ein, auf der die ganze Nacht getanzt werden soll. Die fängt doch sowieso erst nach dem Abendessen an.« Sie springt auf und geht zum Kühlschrank. »Yvonne, das ist es. Du bist genial.«, rufe ich begeistert. »Was haltet Ihr von einer coolen Bar auf dem Kiez?« Ohne eine Antwort abzuwarten, beschreibe ich, was ich gerade vor meinem geistigen Auge sehe. »Wir feiern in einem dieser abgerockten Schuppen, wo man entweder mit einem Drink in der Hand an der Bar steht oder auf der Tanzfläche abhottet.« Lachend ergänzt Yvonne »Mit einem heißen DJ hinter dem Pult, der uns so richtig einheizt«, und dreht die Musik laut, so dass wir alle mitgrölen »An Tagen wie diesen, wünscht man sich Unendlichkeit, an Tagen wie diesen, haben wir noch ewig Zeit. In dieser Nacht der Nächte, die uns so viel verspricht, erleben wir das Beste, kein Ende ist in Sicht«.[6]

Übermütig stoßen wir mit dem Cocktail an, den Anna uns in der Zwischenzeit gemixt hat. »Ist der lecker, Anna«, stellt Britta fest, die vorher fast enttäuscht schien, als Anna einen alkoholfreien Cocktail ankündigte. »Schmeckt fast wie Mojito«, befindet Yvonne, hakt sich bei Anna ein und tänzelt mit ihr durch ihre Küche. Ich schlürfe zufrieden meinen Nojito – so heißt der köstliche Drink nämlich, wie Anna uns gerade erklärt hat – und bin

Tipp

Erinnerungen sind das Kostbarste, das wir haben werden, wenn wir irgendwann wirklich alt sind. Schaff sie dir jetzt!

jetzt schon überglücklich über meinen Entschluss, endlich mal wieder so richtig zu feiern.

Anna holt mich aus meiner Trance zurück. »Willst du eigentlich ein Motto ausschreiben, Moni? Eine Siebziger-Party, weil du ja ein Kind der Siebziger bist?« Britta gerät ins Schwärmen. »Die Siebziger waren toll, Mädels. Mit Abba, den Bee Gees und Rod Stewart. Und Elton John mit *Candle in the Wind*. Oh, und soll ich euch verraten, was mein absoluter Lieblingssong war?« Sie ist ganz aus dem Häuschen. »Kennt Ihr *Mandy* von Barry Manilow?« Yvonne tippt auf dem Tablet herum und einen Moment später schmachtet der gute alte Barry seiner Mandy nach. Britta ist selig. *Ein Bett im Kornfeld* und *Highway to Hell* gehören übrigens auch zu den großen Hits der Siebziger«, liest Yvonne lachend vor. Anna schaut mich fragend an und ich gestehe: »An einer Siebziger-Party fänd' ich die Klamotten am besten, glaube ich. Sorry, Britta, aber zu der Zeit bin ich noch mit der Trommel um den Tannenbaum gelaufen.«

Ich denke laut auf der Mottoidee herum. »Meine wilde Zeit war in den späten Achtziger und Anfang der Neunzig-Jahre. Die taugt klamottenmäßig nicht für eine Mottoparty, finde ich. Also wenn Mottoparty, würde ich *Black & White* oder sowas nehmen.« Wir diskutieren über Motto oder nicht Motto und schließlich hat Saskia das entscheidende Argument. »Moni, du willst es doch so locker wie möglich haben, hast du gesagt. Dann lass deine Gäste doch anziehen, worin sie sich am wohlsten fühlen und spiel Musik, zu der du gern tanzt.« Nachdem wir uns von der Mottoidee verabschiedet haben, wirft Britta die Frage nach Partyspielen auf, die direkt zur Mottoidee in die Tonne wandert. Es ist immer auch gut zu wissen, was man auf gar keinen Fall will. Yvonne will wissen, ob Single-Männer kommen, die sie noch nicht kennt. Anna blickt

Tipp

Nur weil die meisten Menschen beim geselligen Beisammensein Alkohol trinken, musst du das nicht auch tun. Probier doch mal einen alkoholfreien Cocktail, falls du Alkohol nicht mehr so gut verträgst.

mich ebenfalls erwartungsfroh an. Ich überlege. »Zwei oder drei. Die meisten sind liiert. Tut mir leid.« Tut es wirklich.

Gegen Mitternacht steht meine Party. Den Männerstriptease konnte ich gerade noch abwehren, alle weiteren Programmvorschläge auch. Obwohl ich natürlich nicht weiß, welche fiesen kleinen Überraschungen sich andere Freunde noch ausdenken werden.

Eine kleine Sache für meinen großen Tag fehlt noch: die passende Location. Yvonne erzählt, dass sie in der Partyszene Hamburgs ganz gut vernetzt ist und sich umhören wird. Ich werde ab morgen im Netz auf Suche gehen. Jetzt weiß ich ja, was ich brauche. Mit einem breiten Grinsen im Gesicht radle ich durch die schwarze Nacht nach Hause. Die Schmetterlinge in meinem Bauch tanzen schon mal wie wild.

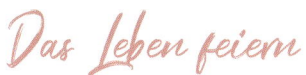

Das Leben feiern

Wer das Leben positiv sieht, hat immer einen Grund zum Feiern. Einen Geburtstag wie den fünfzigsten beispielsweise. Wie du diesen Tag feierst, ist ganz dir überlassen.

— Wenn du es gemütlich magst, lade zu einer kleinen Familienfeier bei dir zu Hause oder in einem Restaurant ein.

— Wenn du im Sommer Geburtstag hast, bieten sich ein Gartenfest, ein Picknick auf der Wiese oder eine Strandparty an.

— Wenn du einen Tag wie diesen am liebsten allein mit deinem Lieblingsmenschen genießen möchtest, wäre ein romantisches Candlelight-Dinner vielleicht eine schöne Idee. Du kannst dir von diesem Menschen auch wünschen, einen solchen Abend für dich auszurichten.

— Wenn du eine große Geburtstagsparty mit all deinen Freunden feiern möchtest, dann lass es ordentlich krachen. Die passende Location findet sich!

— Wenn du auf Abenteuer oder Bewegung stehst, lade zu einer gemeinsamen Wanderung, zur Fahrradtour oder zum Stand-up-Paddeln ein. Irgendwo auf dem Weg ist bestimmt ein gutes Plätzchen fürs Picknick oder ein Biergarten zum Einkehren.

— Und wenn du an diesem Tag ganz allein sein möchtest, ist das auch in Ordnung. (Ich gehe davon aus, dass du dich dann allein gebührend feierst, dich selbst verwöhnst und es dir gut gehen lässt).

Es gibt tausend tolle Sachen, die man einen solchen Tag machen kann. Hol dir Ideen im Internet, lass dich von deinen Freunden inspirieren und dann überleg dir, worauf du wirklich Lust hast. Du ganz allein. Finde heraus, wie du »fünfzig Jahre Leben« feiern möchtest. Das gilt natürlich auch für jeden anderen Geburtstag oder Anlass, den du besonders in Erinnerung behalten möchtest.

Miesepetra oder Strahlesusi?

Die Tür knallt zu, so dass das ganze Haus bebt. Fröhliche Teenager-stimmen wabern von draußen durch die Ritzen und entschwinden im morgendlichen Straßenlärm. Bedrückende Stille kehrt ein. An meinem Küchentisch sitzt ein Häufchen Elend.

Am liebsten würde ich es in den Arm nehmen, sanft wiegen und ihm sagen, dass alles wieder gut wird. Streitereien in der Familie sind doch völlig normal. Alle Mütter führen endlose Diskussionen mit ihren Teenagern, lassen sich immer wieder zur Weißglut treiben. »Ist mir egal«, schnieft mir das Häufchen Elend entgegen, »Ich will meine Familie von früher zurück.« Prompt flattern mir bockige Kleinkinder, verschnodderte Nasen und stinkende Windeleimer vor mein geistiges Auge und ich frage nach, ob das wirklich ernst gemeint ist. Unsanft landen Teetassen und Müslischalen besagter Teenager im Geschirr-spüler. »Natürlich nicht«, kommt trotzig zurück. »Hab' ihre Lego-sammlung doch schon verkauft!« Der Humor bahnt sich also schon wieder seinen Weg durch die düsteren Gedanken, wie schön.

Dass die miese Laune sich heute nicht so hartnäckig in meinem Kopf festtackert, mag daran liegen, dass ich in ein paar Tagen diese nervigen Alltagskabbeleien endlich mal los bin. Für ganze fünf Tage.

Ich gönne mir nämlich eine Auszeit. Das allererste Mal in meinem langen Mutterdasein fahre ich mutterseelenallein weg. Nicht einmal eine Freundin wird neben mir sitzen, wenn ich mich am Montag auf den Weg an die Nordsee mache. Die mittelalte Frau und das Meer – mal schauen, wie wir miteinander auskommen.

Gedanklich führt mich mein freitäglicher Mittagsspaziergang schon nach St. Peter Ording. Dort geht es nämlich in drei Tagen hin und ich sehe mich schon warm eingepackt mit einem dicken Schmöker im Strandkorb liegen. Was die Leute wohl denken, wenn eine Frau allein Urlaub macht? »Ob sie gerade verlassen wurde oder schon länger Single ist? Ob sie keine Freundinnen hat? Ob sie eine komische Einzelgängerin ist?« Mir rutscht ein lautes »So ein Quatsch« raus und der alte Mann mit Hund, der mich gerade schnellen Schrittes überholt hatte, dreht sich erschrocken um. Ich lächle ihn ob meiner offensichtlichen Selbstgespräche verlegen an. Was auch immer die Menschen denken werden: Ich freue mich wie Bolle auf meine kleine Auszeit am Meer.

Das Wochenende ist durchgetaktet mit Einkäufen, Fußball und Verabredungen, so dass ich erst am Sonntagabend dazu komme, meine Sachen zu packen. Bequeme Kuschelklamotten, Bücher und Sonnencreme, eine Mütze natürlich und mein Rucksack. Und falls mir mehr nach Wellness als nach Strand ist, lege ich auch die Badeschlappen und den Bikini dazu. »Kann ich den noch tragen?«, frage ich meinen Göttergatten, der gerade ins Schlafzimmer geschlappt kommt. Diplomatisch schiebt er mir die Frage zurück »Brauchst du in der Sauna überhaupt einen Bikini?«. Süffisant ziehe ich die linke Augenbraue hoch und grinse ihn frech an. Wer rhetorische Fragen stellt, sollte wohl keine ernstgemeinten Komplimente erwarten. Doch die Stimmung – auch meine – ist an diesem Abend zu gut, um sie durch eine sinnlose Diskussion zu zerstören.

Tipp

Denkst du auch manchmal darüber nach, was die anderen Menschen von dir denken? Lass es sein! Es engt dich viel zu sehr ein und ist doch völlig schnurz. Es ist ja schließlich dein Leben.

Am nächsten Morgen spielen wir verdrehte Welt. Mein Mann bleibt daheim und ich verabschiede mich mit einem fröhlichen »Bis Freitag, Schatz«. Ich kann ihm nicht mal sagen, dass das vorgekochte Essen im Kühlschrank steht oder der Essensplan an der Pinnwand hängt. Meine drei Männer haben darauf bestanden, dass ich sie sich selbst überlasse. Na gut, ich will besser gar nicht wissen, was sie in den nächsten fünf Tagen in sich hineinstopfen werden.

Für die Autofahrt habe ich mir eine neue Playlist erstellt. Anderthalb Stunden lang lasse ich mich von Aretha Franklin, Sarah Connor und Pink mitreißen und singe mich lautstark mit den Powerladies in die perfekte Stimmung für meinen ersten Allein-Urlaub. Es ist herrlich, meine Gesangskünste einfach so herauszuschmettern – ganz ohne peinliche Gedanken und Schamgefühle. Eigentlich kann ich nämlich gar nicht singen. Zumindest nicht gut. Dann bin ich da.

Mein Zimmer ist noch nicht fertig, was mich gerade nicht im Geringsten stört. Ich wickle mir mein Tuch um den Hals, stopfe die dünne Mütze in die Jackentasche und mache mich zum Strand auf.

Kaum habe ich die Düne hinter mir gelassen, peitscht mir der Wind die Haare ins Gesicht. Also Mütze auf, Sonnenbrille dazu und schon stapfe ich inkognito über den breiten Strand. Die Muscheln knacken unter meinen Schuhen, es ist Ebbe. Ich kann das Salz auf den Lippen schmecken und spüren, wie sich meine Lungen mit frischer Luft vollpumpen. Viel ist noch nicht los. Die Saison startet erst nächste Woche mit den Osterferien. Meine perfekte Woche hat begonnen.

Der erste Strandspaziergang ist so schön wie anstrengend. Zwei Stunden später gieße ich mir vor lauter Glück immerzu vor mich hin

Tipp

Musik hat die Fähigkeit, dem Zuhörer einen richtigen Energieschub zu verpassen. Wenn du Kraft oder Ermutigung brauchst, sind Frauenpower-Songs genau das Richtige. Leg dir doch eine Playlist dafür an, mit der du dich immer wieder in Stimmung bringen kannst.

grinsend in der schicken Hotellobby einen Tee auf. Die Auswahl ist verlockend, die Namen der Teesorten gefallen meiner Texterseele. *Strong together* brauche ich heute mal nicht, *Maybe Darling* klingt vielversprechend. Am Ende entscheide ich mich ganz verwegen für *Women's Secrets*.

Am Nachmittag des ersten Tages meiner Alleinezeit am Meer schlendere ich durch die kleine Einkaufsstraße, blättere in der gemütlichen Buchhandlung durch einige Frauenromane und lande schließlich mit neuem Schmöker und jungfräulichem Notizbuch im Café. Als ich vor dem unglaublichen Kuchenbuffet stehe, poltert mich eine fröhliche Stimme von der Seite an. »Stachelbeerbaiser ist unglaublich. Und Apfel-Zimt musst du unbedingt probieren.« Ich sehe hoch. Neben mir steht eine korpulente Frau in einem riesigen bunten Mantel und mit quietschorangem Stirnband. »Die sehen alle köstlich aus«, sage ich und sie lacht. »Du braucht mindestens drei Wochen, um dich durch alle durchzuprobieren. Wollen wir uns zwei Stücke teilen?« Irritiert sehe ich diese mir völlig fremde Frau an. »Du kannst auch aussuchen. Nur keine Kirschen, bitte. Die vertrage ich nicht.« Sie meint es tatsächlich ernst.

Wie aus der Ferne höre ich mich kurz darauf meine Bestellung aufgeben. »Wir nehmen Stachelbeerbaiser und Apfel-Zimt. Könnten Sie sie bitte durchschneiden?« Die Kellnerin fragt nach unserem Tisch und ich zeige dorthin, wo ich meine Sachen schon abgelegt hatte. Auf die Sahne-Frage nicken wir einvernehmlich. Die bunte Frau folgt mir zu unserem Tisch und legt mit einem genüsslichen Seufzer ihren Mantel ab. »Ich bin übrigens Susanne«, lässt sie mich wissen und hält mir ihre Hand hin. Ich registriere bewundernd ihre perfekt lackierten Fingernägel und schlage ein. »Freut mich, Susanne. Ich bin Ramona. Aber eigentlich nennen mich alle nur Moni.«

Tipp

Sich auf einen Fremden einzulassen, kann sehr bereichernd sein. Vielleicht setzt du dich beim nächsten Cafébesuch mal zu einem Menschen, der auch allein da ist.

Susanne erzählt ganz unbefangen los. Ich erfahre, dass sie schon seit zehn Tagen hier ist und auf dem Campingplatz wohnt, in ihrem VW-Bus. Wie lange sie bleibt, weiß sie noch nicht. Sie plant gerade ihre Selbstständigkeit und dafür braucht sie noch etwas Zeit. Ihren gutbezahlten Job hat sie gekündigt, weil sie »einfach keinen Bock mehr auf dieses Geschufte und Generve« hatte. »Wofür denn das alles? Am Ende dankt es dir sowieso niemand. Sobald du weg bist, suchen sie sich jemanden, der jünger und billiger ist als du und schon bist du vergessen. Dafür soll ich meine Nerven und meine Gesundheit ruinieren? Mit mir nicht mehr!«, und leise fügt sie hinzu, »Zwei Bandscheibenvorfälle und ein Burnout reichen wohl«.

Meine Augen werden immer größer. Mir schwirren so viele Fragen im Kopf umher, dass ich gar nicht weiß, wo ich anfangen soll. »Du hattest ein Burnout? Das ist ja schrecklich. Und was machst du jetzt? Dich selbstständig? Womit denn?« Meine neue Freundin winkt ab. »Der Burnout ist schon drei Jahre her. War eine harte Zeit, aber ich habe ihn überlebt. So schnell bin ich schließlich nicht totzukriegen«, lacht Susanne. »Und was ich jetzt vorhabe? Was ganz Tolles! Ich werde Frauen ermutigen, ihre Träume zu verwirklichen. Die meisten trauen sich nicht mal, über ihre Sehnsüchte nachzudenken oder gar darüber zu sprechen. Einige Mädels, die ich kenne, haben sie sogar komplett vergessen.«

Sie wird still, und ich muss an meinen Reisetraum denken, der mich seit ein paar Wochen nicht mehr loslässt. Und dann ploppt in meinen Tagträumen neuerdings immer wieder ein Buch auf, auf dem mein Name steht. In Gedanken versunken vertilgen wir unsere Kuchenhälften. »Die sind echt lecker, alle beide. Danke für die Empfehlung, Susanne, und fürs Teilen. Zwei hätte ich definitiv nicht geschafft.« Susanne prustet los »Ich schon«, und klopft sich auf ihren

Tipp

Steckst du auch noch in einem Job fest, in dem du nicht mehr glücklich bist? Was könntest du stattdessen machen, was dich mehr erfüllen würde? Trau dich zu träumen.

runden Bauch. Ihre Fröhlichkeit ist ansteckend und lässt auch mich etwas lockerer werden. »Ich weiß, das fragt man eigentlich nicht, aber wie alt bist du, Susanne?« Empört sieht sie mich an. »Wieso sollst du das nicht fragen, Schätzchen? Nur, weil irgendwann einmal jemand beschlossen hat, dass Frauen über ihr Alter nicht reden sollen? Ich bin achtundfünfzig!«, sagt sie selbstbewusst und sieht sich um, »und das darf jeder wissen. Wieso soll ich ein Geheimnis daraus machen?« Ich zucke mit den Schultern. »Keine Ahnung. Den meisten ist es unangenehm. Mir auch ein bisschen, muss ich zugeben.«

Schon sind wir mitten in der Diskussion über ein hochbrisantes Thema: das Altwerden in einer Gesellschaft wie unserer. Mutig erzähle ich dieser außergewöhnlichen Frau, dass ich im nächsten Monat fünfzig werde und mich stimmungsmäßig wie ein Pingpongball fühle. »Weißt du, Susanne, in einem Moment bin ich zutiefst dankbar für wundervolle fünfzig Jahre, die ich schon erleben durfte und im nächsten Moment sehe ich mich direkt aufs Abstellgleis fahren. Auf meinem Weg kommt keine Weiche mehr, an der ich abbiegen könnte. Das macht mir eine Höllenangst.«

Susanne tätschelt mir wissend meine unmanikürte Hand und winkt die Kellnerin heran. »Wir brauchen zwei Gläser von eurem leckeren Roséwein – du trinkst doch Wein, Moni, oder?« Die Stimme der Vernunft in mir will protestieren, schließlich ist es erst nachmittags. Doch mich hat die Neugier gepackt, also nicke ich einfach.

»Moni, kennst du den weiblichen Lebenszyklus?«, fragt Susanne und ich bin sofort verunsichert. Was genau meint sie? Den Monatszyklus oder die Mondphasen? Irgendwas Spirituelles? Es ist mir wohl anzusehen, dass ich keinen Schimmer habe. »Du kennst ihn, ganz sicher. Seit Jahrtausenden durchlaufen die Frauen diesen Zyklus: Wir werden geboren, werden vom Mädchen zur fruchtbaren Frau und meist auch zur Mutter, dann irgendwann zur alten Frau und schlussendlich sterben wir. Der Kreislauf des Lebens, seit Jahrtausenden gültig und in unseren Köpfen genau so fest verankert.« Jetzt verstehe ich, was Susanne meint und fühle mich in meinen morbiden Gedanken bestätigt. »Da ist es doch wieder: das Abstellgleis. Unsere fruchtbaren Jahre sind vorbei, wir haben unseren biologischen Zweck erfüllt oder auch nicht – ganz egal – und vor uns liegt nur noch das Dasein als alte Frau«, entgegne ich. »Bist du darüber nicht traurig, wütend, verzweifelt oder enttäuscht, Susanne?« Sie überlegt kurz, schüttelt lächelnd den Kopf und prostet mir zu. »Überhaupt nicht, Moni. Und ich erzähle dir auch, warum. Auf uns Frauen!« Wir stoßen an und ich bin gespannt, was jetzt kommt. »Rein biologisch gesehen, hat dieser Zyklus bis heute seine Gültigkeit. Nur zwei Kleinigkeiten haben sich geändert: Erstens leben wir viel, viel länger als unsere Vorfahren. Und zweitens sind wir Frauen, wenn die Kinder aus dem Haus gehen, noch fit und gesund. Wie sollen wir uns also schon in der Rolle der alten Frau finden?« Ich zucke die Schultern. Genau das ist mein Problem. »Moni, es gibt nur einen logischen Ausweg. Was machst du, wenn du keine Jacke für den Herbst hast, weil die eine zu dünn und die andere zu warm ist?«

Tipp

Was schon immer so war, kann ab jetzt auch anders sein. Du brauchst nur ab und zu über den Tellerrand hinauszudenken. Probier es aus!

    Fast bin ich geneigt, zurückzufragen, was das wohl für eine doofe Frage ist. Stattdessen antworte ich schnippisch »Na, ich kaufe eine neue Jacke.« Susanne klatscht in die Hände. »Klare Sache, oder? Du denkst nicht lange nach, sondern kaufst eine Jacke, die für den Herbst perfekt passt.« Unruhig rutsche ich auf meinem Stuhl hin und her. Ich raffe nicht, was Susanne mir sagen will. »Moni! So wie du es eben gesagt hast, ist die Menopause gerade voll Thema bei dir. Liege ich richtig?« Diese Frau ist mir zwar viel vertrauter als manche Kollegin nach Jahren, aber meine Hormone mag ich hier jetzt nicht auf den Tisch packen. Ich blicke nach unten und nicke nur kurz. »Mädchen und reife Frau sind damit Geschichte. Erlebt, geliebt und abgehakt. Die alte Frau ist noch in weiter Ferne. In welchem Alter ist eine Frau eine weise, alte Frau für dich? Wie sieht sie aus? Was macht sie?« Darüber habe ich noch nie nachgedacht. »Ich weiß nicht, Susanne. Eine weise alte

Frau hat für mich ein runzliges Gesicht voller Lachfalten. Sie hat weißes, lichtes Haar, trägt eine Brille mit dicken Gläsern und geht schon etwas gebeugt. Ich sehe sie in einem Schaukelstuhl sitzen, mit einer Wolldecke auf dem Schoß und stapelweise Büchern um sich herum. Und weil sie gütig und weise ist, kommen junge Menschen zu ihr und fragen sie um Rat. Sie ist auf jeden Fall über achtzig, eher sogar noch älter.« Mir ist dieses Märchenbild etwas peinlich, deshalb schiebe ich schnell nach. »Ist voll albern und verkitscht, ich weiß.«

Susanne hat sich zurückgelehnt. »Albern finde ich es überhaupt nicht, nur echt interessant. Denn dieses Bild von der weisen, alten Frau ist tatsächlich etwas überholt, doch das hat ja einen Grund. In unserer Gesellschaft haben die alten Menschen keine Funktion mehr. Wir holen unser Wissen aus anderen Quellen, auch die Lebenserfahrung der Alten wird nicht mehr wertgeschätzt. Deshalb passt dein Bild mit dem Abstellgleis auch so gut.« Ich überlege, wie ich sein will, wenn ich wirklich alt bin, doch Susanne holt mich gleich wieder aus meinen Gedanken. »Doch bevor wir über die alten Frauen und unsere Gesellschaft sinnieren, lass uns auf den weiblichen Zyklus zurückkommen. Worauf ich vorhin hinauswollte: Zwischen den fruchtbaren Jahren und der alten Frau klafft eine riesig große Lücke! Du bist das beste Beispiel, Moni. Du bist noch nicht mal fünfzig und alt wirst du erst mit achtzig sein, sagst du. Dazwischen liegen dreißig Jahre.«

So habe ich das noch nie gesehen. Sie hat vollkommen recht. »Moni, merkst du was? Das ist genauso viel Zeit wie zwischen dem zwanzigsten und dem fünfzigsten Geburtstag.« Ich weiß nicht, was ich sagen soll. »Mathe für Drittklässler. So logisch, Susanne. Ich bin gerade echt sprachlos. Aber wenn wir nicht zu den Müttern und nicht zu den Alten gehören, wo gehören wir denn dann hin?« Unsere Gläser wurden inzwischen nachgefüllt und Susanne hält mir ihres zum Anstoßen hin. »Auf uns Königinnen, liebe Moni!« Die Gläser klirren und ich fühle mich direkt ein Stück größer. »Königinnen?«, denke ich laut, »klingt ganz gut, aber sind die nicht nur da, um den Königen den Rücken freizuhalten und den Hofstaat im Zaum zu halten?« Susanne rollt mit den Augen. »Nicht dein Ernst, Moni. Musst nur mal über den Ärmelkanal schauen … Und genau darum geht es doch: Wir müssen niemandem mehr nur noch den Rücken freihalten. Eine Königin gestaltet, übernimmt Verantwortung. Für ihr eigenes Leben und das Königinnenreich, das sie sich übrigens selbst schafft.« Susanne ist voll in ihrem Element. »Es ist deine Entscheidung, wer du sein willst.« Sie beugt sich über den Tisch, so dass ihr schwerer Busen auf dem Tisch liegt. »Für die nächsten dreißig Jahre, Moni!«

Just in diesem Moment piepst mein Handy. Susanne lässt mich netterweise kurz allein. Schnell werfe ich einen Blick in die Nachrichten.

Marc: *Wo ist mein blaues Sakko? Geht's dir gut? Was machst du?*
Ich: *Reinigung. Abholschein an Pinnwand.*

Ich merke, wie mich diese Unterbrechung nervt. Sofort meldet sich das schlechte Gewissen, was mich noch viel mehr ärgert.

Marc*: Alles gut bei dir???*
Ich: *Ja, Schatz* [Herzsmiley]. *Hab nette Frau getroffen. Wir klönen …*
Marc: *Dann störe ich mal nicht weiter. HDL* [Herzsmiley]

Ich schalte das Handy auf lautlos. Susanne kommt zurück und lässt sich mit einem tiefen Seufzer auf den Stuhl fallen. »Alles in Ordnung?«, fragt sie mit Blick auf mein Handy. Ich nicke und beginne, ihr von meinem Leben zu erzählen. Von Marc und unseren tollen Jungs, von unserem Leben in Hamburg und meinem Job als Texterin. Wie von selbst lande ich bei meinen Träumen. »Ich würde so gern mal richtig reisen. So lange, dass ich Land und Leute kennenlernen kann. Und dann darüber schreiben. Ein Blog oder ein Buch, ganz egal. So ein Leben wäre mein Traum.« Ich bin leiser geworden mit den letzten Sätzen, meine Hände sind feucht und mein Herz schlägt laut. Es ist das erste Mal, dass ich einer wildfremden Person von diesem Traum erzähle. Susanne hat sich zurückgelehnt und hört mir konzentriert zu. Sie spürt meine Aufregung und sagt ganz lieb »Deine Augen strahlen, wenn du davon erzählst. Mach diesen Traum bloß wahr, Moni. Königinnen entscheiden selbst, wie sie leben wollen.« Ich fühle mich etwas befangen, weiß weder wohin mit meinen Händen noch was ich sagen soll.

»Pasta können sie hier fast genauso gut wie Kuchen«, wechselt Susanne das Thema und schiebt mir die Speisekarte über den Tisch. »Ist eine gute Zeit fürs Abendessen, finde ich.« Es ist tatsächlich schon fast sieben. Den Rest des Abends reden wir übers Reisen. Susanne hat ihren Bulli schon seit vielen Jahren. »Komm doch morgen mal auf einen Kaffee vorbei, Moni«, sagt sie, als wir uns später verabschieden. Etwas angeschickert und mit flatternden Glückshormonen im Bauch falle ich an diesem Abend in mein Hotelbett.

Am nächsten Morgen werde ich von Staubsaugerlärm geweckt. Ich ziehe mir das Kissen über die Ohren, doch es hilft nichts. Das Nachbarzimmer wird wohl gerade geputzt. Ich blinzle aufs Handy. 9:52 Uhr? Echt jetzt? Ich schäle mich aus dem Bett, als es an der Tür klopft. Verschlafen stolpere ich zur Tür und öffne sie einen Spalt breit. »Ich brauche noch eine halbe Stunde«, vertröste ich die putzwütige Dame vor meiner Tür und lasse mich wieder aufs Bett fallen. Obwohl ich mehr als zehn Stunden geschlafen habe, fühle ich mich wie gerädert.

Die frische Seeluft wird's schon richten, also schnell unter die Dusche, einen kurzen Abstecher zum Frühstücksbuffet und auf zum Strand. Heute ist es nicht so windig, dadurch wärmt die Sonne viel mehr. Ich schlendere den Strand entlang, sammle ein paar Muscheln und lasse mich schließlich auf meiner kleinen Decke nieder. Doch irgendwie bin ich heute rastlos. Nach ein paar Minuten stecke ich Buch und Decke wieder in den Rucksack und laufe weiter. Schneller als gedacht, bin ich an dem Strandteil angelangt, der zum nächsten Ortsteil gehört. Hinter dem Deich ist der Campingplatz, auf dem Susanne sein müsste. Sie sprach von einem gelben Bulli mit Prilblumen. Er sticht mir sofort ins Auge, als ich auf dem Deich stehe.

Ich freue mich, die außergewöhnliche Frau wiederzusehen, die mich gestern zur Königin gekrönt hat. Bei dem Gedanken muss ich lächeln, er gefällt mir irgendwie. Susanne sieht mich schon von weitem kommen und winkt mir fröhlich zu. Sie trägt schwarze Leggings und ein weites, buntes Hippiekleid darüber. Ihre weiblichen Rundungen wiegen sich bei jedem Schritt. Susanne versprüht eine Weiblichkeit, die ich echt toll finde. Ich sehe an mir herunter und schäme mich für meine langweiligen Outdoorklamotten, unter denen man eine weibliche Figur nur mit viel Fantasie erahnen kann.

»Hallo Königin«, ruft Susanne quer über die Wiese und ich merke, wie ich rot anlaufe. »Selber Königin«, entgegne ich schüchtern und Susanne lacht ihr lautes Lachen. »Willkommen in meinem Königinnenreich«, empfängt sie mich mit offenen Armen und drückt mich an ihre große Oberweite. »Es ist so schön, dass du gekommen bist. Willst du Kaffee? Ein Brötchen hätte ich auch noch. Oder hier, diese Kekse musst du probieren, Moni.« Ich komme gar nicht zum Antworten, sie schiebt mich in ihren kleinen Bus und zeigt mir ihr rollendes Domizil, während sie den Kaffee aufgießt und Kekse auf einem Teller drapiert. Der Bulli ist urgemütlich: voller farbenfroher Deko, mit einer Lichterkette aus pinkfarbenen Einhörnern und bunten Patchworkkissen mit langen Fransen. Mich überkommt ein Anflug von Neid. »Darf ich ein paar Fotos machen?«, frage ich vorsichtig, »ich würde Marc gern deinen coolen Bulli zeigen.« Susanne hat nichts dagegen. »Lass mich nur schon raus, dann hast du mehr Platz. So groß ist mein Erwin ja nicht.« Sie streichelt liebevoll über die Lehne der Sitzbank.

Als wir draußen sitzen, steigt Susanne sofort wieder ins Thema ein. »Hast du dich schon mit der Königin in dir angefreundet? Ist für viele Frauen gar nicht so einfach, wenn sie auf einmal sich selbst in den Fokus rücken sollen.« Ich stammle herum. »Keine Ahnung, Susanne. Ich weiß gar nicht, ob ich zur Königin tauge. Bin doch eher durchschnittlich, glaube ich.« Sie stemmt die Hände in die üppigen Hüften. »Du bist die geborene Königin, Moni! Du gehst respektvoll mit den Menschen um, du traust dich zu träumen, du willst mehr vom Leben, du bist stark und du hinterfragst dich. Außerdem bist du eine wunderschöne Frau.« Ich fühle mich geschmeichelt, aber irgendwas wird mir gerade zu viel, merke ich. Susanne redet weiter auf mich ein. Nebenan kreischen jetzt auch

Tipp

Sag einfach, wenn dir etwas zu viel wird. Dein Gegenüber wird es verstehen. Würdest du doch auch, oder?

noch Kinder auf dem Spielplatz. Ein paar Minuten halte ich es aus, dann merke ich, dass ich nicht mehr kann. »Susanne, irgendwie geht's mir nicht gut. Ich muss ins Hotel zurück. Bitte sei mir nicht böse.« Sie bietet mir an, mich in ihren Bulli zu legen, doch ich will nur noch weg.

Der Weg ist ganz schön weit, auch hier hinter der Düne durch den Wald. Im Hotelzimmer angekommen, lege ich mich ins Bett und falle direkt ins Koma. Zwei Stunden später wache ich auf. In meinem Kopf hämmert es.

Das ist jetzt echt nicht fair! Meine erste Reise ganz für mich allein und jetzt Migräne? Ich quäle mich aus dem Bett, hole mir ein Glas Wasser und reiße das Fenster auf. Der kühle Wind streicht mir über den Kopf. Jetzt weiß ich auch, warum ich den ganzen Tag schon so mies drauf bin. Ich schaue aufs Handy. Drei Nachrichten sind eingegangen. Meine Jungs wollen Fotos vom Meer, das kriege ich hin. Habe gestern schon ein paar schöne Bilder gemacht. Und Susanne will wissen, ob alles gut ist bei mir. Ist es nicht, mir geht's bescheiden. Ich antworte kurz angebunden, werfe das Handy aufs Bett und mich daneben. Mein Kopf braucht dringend Nahrung, er schreit nach Kohlenhydraten. Hatte ich nicht noch einen Notfall-Schokoriegel im Rucksack? Jetzt ist ein Notfall.

Viele Jahre schon begleitet mich »meine« Migräne. Früher war sie immer dann zur Stelle, wenn ich meinem Körper vergiftetes Essen gab. Mononatriumglutamat, Hefeextrakt, die berüchtigten E- oder künstlichen Farbstoffe. Als meine Heilpraktikerin diesen Auslöser fand, war ich sehr dankbar. Klar, dass ich von da an alles gemieden habe, was diese Gifte enthält. Die Migräne kam immer seltener. Bis sie irgendwann ein neues Betätigungsfeld fand. Meine Hormone. Migräne als prämenstruelle Erstankündigung, zuverlässig wie ein Schweizer Uhrwerk. Als die Menstruation unregelmäßig wurde und zeitweise ganz ausblieb, änderten sich auch Migräne und Kopfschmerzen. Auch sie kamen nun, wie und wann sie wollten. Bedauerlicherweise noch stärker als zuvor, was in diesem menopausalen Hormonchaos nicht unüblich ist, wie ich heute weiß. Migräne und Kopfschmerzen zählen zu den meistgenannten Beschwerden in den Wechseljahren.

Wie lange so eine Migräne-Attacke dauert? Bei mir ziemlich genau zweiundsiebzig Stunden, drei lange Tage. Den vierten Tag muss ich eigentlich noch dazu zählen, denn an dem fühle ich mich, als hätte jemand den Stecker gezogen. Null Power im Körper. Ein ganzer Tag, den ich brauche, um wieder zu meiner gewohnten Stärke zurückzufinden. Heute ist Dienstag. Ich habe noch drei Tage hier am Meer.

Weil ich meinen Körper inzwischen ganz gut kenne, weiß ich, dass heute nur eines hilft. Ich schlüpfe in meine Klamotten, ziehe die Mütze tief ins Gesicht und mache mich auf zum Migräneshoppen. Im Supermarkt plündere ich das Schokoregal, Chips und Erdnussflips müssen auch mit. Brötchen, Käse und vegetarische Würstchen, ein paar Weintrauben. Damit kann ich die nächsten Stunden vielleicht überleben.

Als ich durch die Hotellobby schleiche, spricht mich die Frau an der Rezeption an. »Für Sie ist gerade etwas abgegeben worden«. Verwirrt nehme ich die Tüte entgegen, die mir die nette Rezeptionistin hinhält. »Von einer Dame mit einem ganz tollen bunten Mantel«, erklärt sie und mir entgleitet ein kleines Lächeln.

Im Zimmer angekommen, packe ich die Überraschungstüte aus. Zum Vorschein kommen eine Tafel Kinderschokolade, ein Minzöl, die Zeitschrift *Herzstück* und eine Karte mit der Aufschrift *Schön, dass es dich gibt*. Susanne wünscht mir gute Besserung und schreibt, dass es ihr oft hilft, die Schläfen und den Nacken mit dem Minzöl zu massieren. Dann will sie mir noch einen Link zu einer entspannenden Meditation schicken. Instinktiv drücke ich die Karte an meine Brust und flüstere »Danke, liebe neue Freundin«.

Dann mache ich es mir auf dem Bett gemütlich. Sämtliche Naschereien und Lebensmittel verteile ich in Reichweite um mich herum, auch meine Bücher und Zeitschriften platziere ich so, dass ich bloß nicht mehr aufstehen muss. So ein riesiges Doppelbett hat auch was für sich, wenn man ganz allein ist. Das Minzöl stelle ich wieder weg, weil mir schon bei der Riechprobe übel wird. Diese Migräne ist wohl zu heftig dafür. In der Reihenfolge, wie mein gestörter Appetit danach verlangt, stopfe ich Süßes und Salziges, Nahrhaftes und Lebensmittelschund abwechselnd in mich hinein. Immer wieder erstaunt es mich, wonach meinem irritierten Körper in diesem Zustand gelüstet.

Im TV beginnt ein Film. Julia Roberts wird sich in »Eat Pray Love«[7] gleich auf die Reise in ihr neues Leben begeben. Da begleite ich sie doch gern, das ist genau die richtige Berieselung für meinen angestrengten Kopf. Zwischendurch nicke ich immer mal wieder weg, was definitiv nicht am Film liegt. Dann schlafe ich wohl richtig ein, denn als ich das nächste Mal zu mir komme, ist es dunkle Nacht und im Fernsehgerät fachsimpeln amerikanische Schauspieler über Gerichtsmedizin. Ich drücke die rote Taste auf der Fernbedienung. Dann Trinken, Tablette und Toilette – und schnell wieder ins warme Bett. Doch mein Kopf lässt mich nicht schlafen. Eine spontane Schreibidee kommt mir in den Sinn. Ich schalte das Leselicht an, nehme mir mein neues Notizbuch und lasse meinen Gedanken freien Lauf.

Meine liebe Migräne,

ich bin soweit. Ich bin bereit, mich von dir zu verabschieden. Ich habe viele Jahre mit dir gelebt und ich lasse dich nun gehen. Ich weiß, dass ich sehr gut ohne dich klarkommen werde, denn ich schenke meinem Körper ab jetzt mehr Aufmerksamkeit. Gute Nahrung, viel Bewegung an der frischen Luft und Ruhephasen. Bewusste Pausen, die er und ich brauchen. Und ich spüre, wann wir sie brauchen. Ganz allein. Dazu brauche ich dich nicht mehr. Liebe Migräne, du darfst jetzt gehen.

Leb wohl, Moni

Dann lege ich Notizbuch und Stift wieder weg, schalte das Licht aus und kuschle mich erneut in das schneeweiße Bett.

Als ich wieder aufwache, ist es schon hell. Ich lausche nach draußen und freue mich, dass die Putzfeen noch weit weg zu sein scheinen. Mein Kopf ist etwas entspannter, aber noch im Nebel. Mir fällt die Meditation von Susanne ein. Ich setze mich in den Schneidersitz, klicke auf den Link und lausche den wellenartigen Klängen. Eine äußerst angenehme Frauenstimme führt meine Gedanken und meinen Atem. Ich spüre, wie alles schwer wird und ich nach und nach entkrampfe. Loslassen ist das Zauberwort und was immer ich krampfhaft festgehalten habe, ich öffne mich und lasse es ziehen. Nach den fünfzehn Minuten fühle ich mich gestärkt für den Tag und die Youtuberin, deren Stimme ich soeben gelauscht habe, hat einen neuen Fan. Ich schicke ein gedankliches Dankeschön zu ihr und eines zu Susanne und beschließe, diesen Tag trotz meines noch ziemlich matschigen Kopfes zu genießen.

Duschen, Anziehen, Aufräumen – es geht alles langsamer als sonst, doch ich nehme es so heute hin, ohne mich zu ärgern. Bevor ich das Zimmer verlasse, schreibe ich Susanne, dass ich mich gleich auf Weg zu ihr mache. Dann schlage ich mein Notizbuch auf und lese meinen Brief an die Migräne laut vor.

Als ich am schicken Prilbulli ankomme, bin ich völlig fertig. Susanne nimmt mich in die Arme und platziert mich wortlos in ihrem mit der bunten Decke ausgelegten Campingstuhl. Frischer Kaffee, Wasser und Schokokekse stehen wenig später einladend auf dem Tisch neben mir. »Schön, dass du es geschafft hast, Moni«, sagt sie. Das finde ich auch, denn von der körperlichen Anstrengung des Weges mal abgesehen, ist es völlig untypisch für mich, mich in dieser Verfassung freiwillig unter Menschen zu begeben. »Die Meditation ist toll«, beginne ich meine Dankesrede, »und überhaupt hast du mir mit deiner Überraschungstüte eine große Freude gemacht, Susanne.« Sie übergeht mein Danke und entschuldigt sich für gestern. »Ich war echt aufdringlich, Moni. Tut mir echt leid. Ich merke manchmal nicht, wenn es genug ist und ich die Klappe halten sollte.« Jetzt ignoriere ich ihre Worte und erzähle ihr von meinem Spontanbrief an meine Migräne. »Ich hatte sie lange genug. Sie darf jetzt gehen.« Susanne ist begeistert. Sie ist eine große Freundin des Selbst-Entscheidens. »Das ist der Schlüssel zum Glück, Moni. Davon bin ich fest überzeugt.« Da sind wir uns einig. Wir überlegen gemeinsam, was wir ab jetzt alles selbst entscheiden werden.

Tipp

Schreiben kann helfen, sich selbst näher kennenzulernen und mit den kleinen und großen Herausforderungen besser klarzukommen.

»Ich werde selbst entscheiden, wen ich um mich habe. Nicht alle Menschen aus meinem Freundeskreis tun mir gut, einige wollen mir ausreden, was ich vorhabe. Damit säen sie immer wieder Zweifel in mir. Das kann ich gerade nicht brauchen.« Susanne will mehr mit Menschen zusammen sein, die sich für sie interessieren, von denen sie lernen und mit denen sie wachsen kann. »Und mit denen du Spaß hast«, ergänze ich. Dann bin ich dran. Nach kurzem Überlegen beschließe ich »Ich werde selbst entscheiden, wie viel Spaß ich im Alltag habe. Neues ausprobieren will ich, mich in unbekannte Gefilde vorwagen und mich dort umschauen. Menschen treffen, die mich zum Lachen bringen. Wieder tanzen gehen, in Ausstellungen oder zum Poetry Slam. Und spontan ans Meer fahren.«

Susanne nickt versonnen. »Tu, was dir Freude macht, lass dich das Leben spüren. Und ich habe noch einen Punkt, Moni«. Ich bin gespannt. »Ich entscheide selbst, wie ich mit dem Alter umgehe. Fünfzig ist das neue Vierzig? Oder ewig neunundzwanzig plus? *Warum*??? Ich werde bald sechzig, habe schon verdammt viel Schönes erlebt und sprühe vor Energie! Ich werde immer zu meinem Alter stehen, denn der ganze Jugendwahn macht doch nur krank.« Bewundernd sehe ich die große bunte Frau an. »Im *Herzstück* stand, dass wir die »Das ist das Alter«-Redewendungen aus unserem Wortschatz streichen sollen. Und wer es wirklich ernst meint, soll bei jedem Ausrutscher fünf Euro spenden oder ins Sparschwein stecken.« Susanne ist begeistert. »Super Idee. Bin dabei.« Wir klatschen uns ab wie die Teenager. Mir kommt unser Gespräch von vorgestern wieder in den Sinn. »Königinnen verwirklichen doch ihre Träume, oder?« Susanne zieht die Augenbrauen hoch und sieht mich mit großen Augen an. »Dann entscheide ich mich jetzt für meine Träume. Ich werde reisen und schreiben.«

Wirf über Bord, was zu viel ist

Im Laufe des Lebens haben wir alle ziemlich viel Gepäck angesammelt. Aus jeder Lebensphase haben wir etwas übrigbehalten – Erinnerungen, Gewohnheiten, Schuldgefühle, Glaubenssätze usw. Manche äußern sich sogar in körperlichen Symptomen.

Hast du das auch Gefühl, Dinge mit dir herumzuschleppen, die du mal über Bord werfen könntest? Wie Moni mit ihrer Migräne, kannst du so einer Sache beispielsweise einen Abschiedsbrief schreiben und sie so ziehen lassen. Oder du machst diese Übung:

— Wie sieht das Gepäck aus, dass du durch dein Leben schleppst? Schließ die Augen und versuche, es zu fühlen. Was ist es und wie groß ist es? Reicht ein kleiner Stoffrucksack, brauchst du einen Wanderrucksack oder schleppst du schon einen Trekkingrucksack mit dir herum?

— Spüre hinein, was alles drin ist. Was davon könntest du über Bord werfen, damit du leichter vorankommst. Was brauchst du nicht mehr?

— Versuche besonders, wenn du häufig unter verspanntem Nacken leidest, das Gepäck auf deinem Rücken bewusst wahrzunehmen. Was haben andere Menschen dir hineingesteckt? Was hast du dir freiwillig auf deinen Rücken geladen?

— Dann atme tief ein und stell dir vor, du lässt den Rucksack langsam über die Schultern heruntergleiten. Wiederhole den Vorgang so lange, bis du das Gefühl hast, dass deine Schultern sich leichter anfühlen und du das Gepäck abgesetzt hast.

Das mag dir ungewöhnlich vorkommen, doch lass dich trotzdem einmal darauf ein. Du kannst diese Übung immer dann wiederholen, wenn dir Gedanken kommen, die dich herunterziehen und du das Gefühl hast, eine riesige Last liegt auf deinen Schultern.

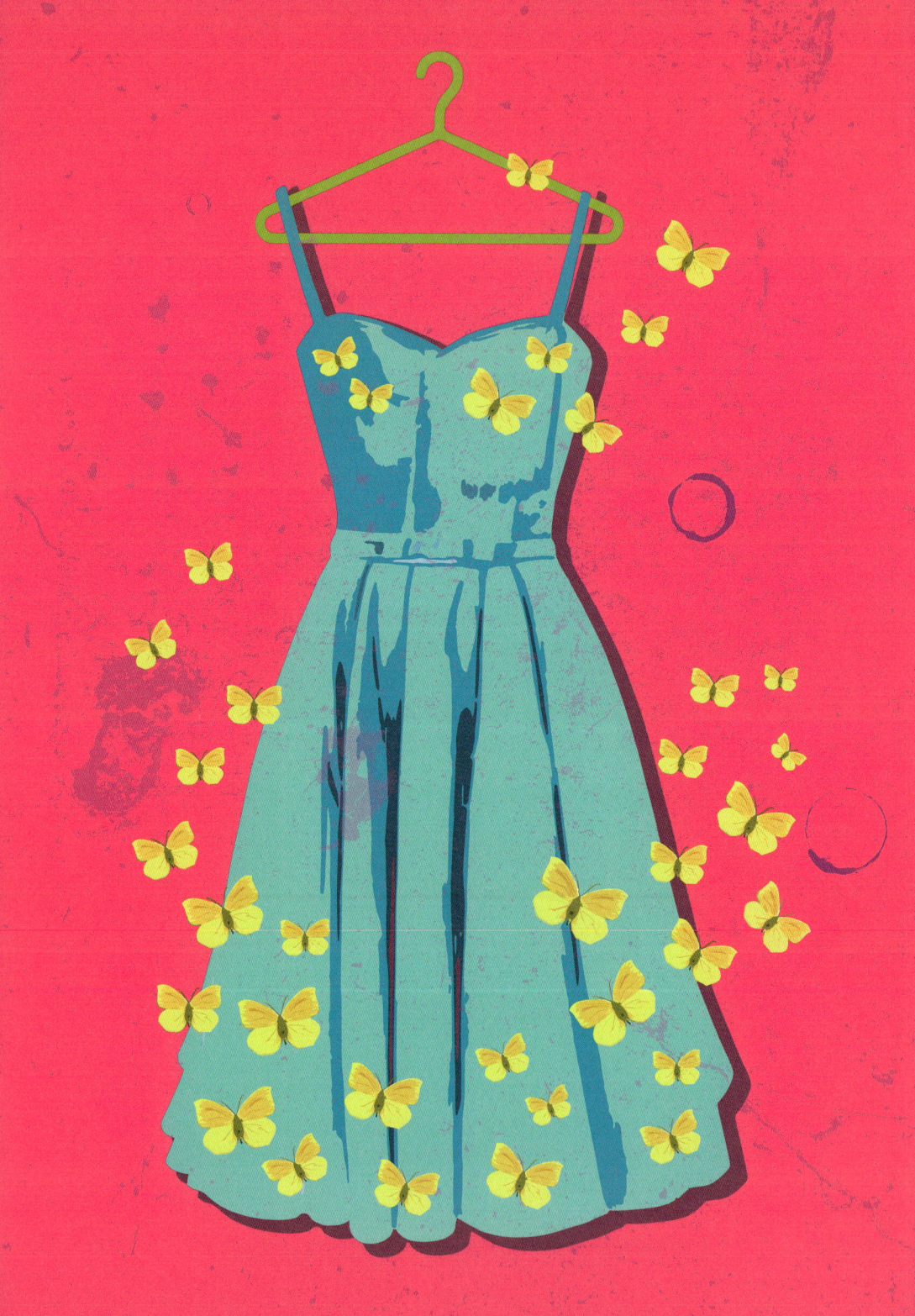

Von der Raupe zum Zitronen- falter

Ich könnte heulen. Mein allerliebstes Abendkleid passt nicht mehr. Nicht, dass ich den ganzen Schrank voller eleganter Kleider hätte. Es sind nur vier, mein Hochzeitskleid mitgezählt. Soeben habe ich sie alle durchprobiert.

Lange hatte ich gedacht, dass dieser Kelch an mir vorbeigehen würde, mein ganzes Leben lang war ich schlank gewesen: Lange Beine mit schmalen Fesseln, auch der Oberkörper ganz gut proportioniert. Ich hatte wohl einfach Glück. Lediglich ein kleines Bäuchlein zeigte sich manchmal über meinen geliebten Hüfthosen in Größe sechs- unddreißig.

Selbst die fünf Kilo, die nach der Schwangerschaft nicht direkt mit den Zwillingen raus wollten, waren fünf Monate später wieder weg. Ich brauchte nur meinen Schokikonsum ein wenig im Auge behalten und fleißig den Zwillingskinderwagen durch die Gegend schieben. Alles kein Ding. Doch nun war es soweit. Diese fiesen kleinen Tierchen, von denen mir nicht nur meine Freundin Britta erzählt hatte, hatten sich auch in meinen Kleiderschrank geschlichen und heimlich mein Lieblingskleid enger genäht. Und die anderen drei gleich mit.

»Schaaaatz, ich kann nicht mit zur Hochzeit.«, brülle ich in Richtung Wohnzimmer. Ich vernehme einen tiefen Seufzer, gefolgt von näherkommenden Schritten. Im schwarzen Abendkleid auf dem Bett sitzend, mit beiden Händen auf der Speckrolle, warte ich auf meinen Mann. Er erfasst die Situation mit einem Blick und hält mir seine Hände entgegen. »Steh mal auf, Moni. So schlimm wird es schon nicht sein.« Ich lasse mich hochziehen und versuche instinktiv, den Bauch nach innen zu stülpen. Marc lässt seinen Blick von oben bis unten über meinen Körper wandern. Das ist der Augenblick, in dem wir beide wissen: Was auch immer er jetzt sagt, es wird's nicht besser machen.

Mein geliebter Mann versucht trotzdem, die Situation zu retten. »Du musst einfach nur gerade stehen. Lass die Schultern nicht so hängen.« Brust raus, Bauch rein. Ich versuche mein Bestes. Was folgt, ist ein lautes Zischen. Die angehaltene Luft muss halt irgendwann wieder raus.

»Das ist aber auch ein gemeines Kleid«, setzt Marc an und stoppt sofort, als er meinen Blick sieht. »Das ist mein Lieblingskleid, Marc.« Er nimmt mich in den Arm. »Kauf dir ein neues Lieblingskleid, Süße.« Ich will aber kein neues Lieblingskleid. Ich will genau dieses. »Du bist halt keine dreißig mehr, Moni. Ist doch aber nicht schlimm.« Entsetzt löse ich mich aus seinem Arm. »Und du meinst, deshalb muss ich jetzt fett werden? Das sagst gerade du, der überhaupt nicht auf Kurven steht? Außer hier!« Mit den Händen auf den Brüsten, recke ich sie ihm trotzig entgegen. Marc will mich wieder zu sich ziehen, aber ich bin stinkig. Auf ihn, auf mich, auf meinen Speckring.

»Moni, so war das nicht gemeint, das weißt du doch. Außerdem habe ich doch auch meinen kleinen Waschbärbauch.« Liebevoll tätschelt er ihn auch noch. Das können nur Männer. So oft habe ich schon beobachtet, wie Männer zärtlich ihren Wohlstandsbauch streicheln, lustige Sprüche klopfen und sogar noch stolz darauf zu sein scheinen. Und was machen wir? Rennen Schönheitsidealen aus dem letzten Jahrtausend hinterher und kasteien uns solange, bis wir unseren Körper von innen ruiniert haben.

Marc reißt mich aus meinen Gedanken. »Außerdem trainierst du deinen Bauch doch jetzt wieder weg. Seit ein paar Wochen bist du mit Yvonnes Training und den Mittwochsstunden mit Anna doch schon gut dabei.« Das stimmt. Und ich hoffe, dieses Mal halte ich durch. Wohin das Leben ohne regelmäßigen Sport und obendrauf noch wechselweibermäßigem Hormonchaos geführt hat, sehe ich ja gerade. Mein Körper und dieses sexy schwarze Kleid passen nicht mehr zusammen. Ich könnte heulen.

»Machst du uns einen Weißwein auf?«, frage ich meinen Mann noch immer leicht schmollig. Marc setzt kurz an, dass Alkohol überhaupt nicht beim Abnehmen helfen würde, bricht aber sofort wieder ab. Ich brauche keinen Mittelfinger. Das kriege ich mit den Augen hin. Er drückt mich kurz, als wolle er sich entschuldigen, dann lässt er mich mit meinem Dilemma wieder allein. Wahrscheinlich ist er einfach froh, sich um den Wein kümmern zu können.

Die Hochzeit von Marcs Bruder ist in einem Monat. Ich drehe mich vor dem Spiegel hin und her. Wie viel kann ich in vier Wochen wohl abnehmen? Mit zehn Tagen fasten und danach ganz wenig Kohlenhydraten? Vier Kilo doch bestimmt. Vielleicht würde das sogar schon für das Kleid reichen. Doch schon bei dem Gedanken daran wird mir flau im Magen. Ich war noch nie eine Freundin von Diäten, schon gar nicht von solchen. Normalerweise plädiere ich dafür, einfach gesünder zu essen. Wenn ich rund um die Uhr Obst und Gemüse esse, passt die Schoki irgendwann nicht mehr rein. Soweit meine Theorie.

Seufzend hänge ich die Kleider zurück in den Schrank und streiche gedankenversunken ein letztes Mal über meinen schwarzen Lieb-

Tipp

Sorg dafür, dass du immer Obst und Gemüse im Kühlschrank hast. Wenn der Heißhunger kommt, richte dir einen Obstteller mit mundgerechten Stücken an. Oder noch besser: Schneide dir Karotten, Gurken und Paprika auf.

ling. Muss ich es doch mit einem neuen Kleid versuchen? Cleverer geschnitten und einfach eine Nummer größer? Ich weiß nicht …

Im Wohnzimmer wartet mein Mann mit dem Wein. »Prost, meine Süße. Auf die kleinen Herausforderungen des Lebens.« Einen Kuss bekomme ich auch noch und meine Laune bessert sich langsam. Mir kommt eine Idee. »Meinst du, ich sollte mal zu einer Stilberaterin gehen? Die hat doch bestimmt gute Tipps zum Kaschieren.« Marc überlegt. »In dem Thema bin ich jetzt kein Experte, Moni. Mir scheint nur, dass ein paar Tipps zum Kaschieren für eine ganze Beratung ziemlich mager wären. Aber wolltest du nicht sowieso mal eine Farbberatung oder sowas haben?« Da denke ich immer, mein Mann hört mir nicht zu. Ganz verliebt schaue ich ihn an. »Eine Farbberatung? Schöne Idee. Seit Jahren kaufe ich nur schwarze, weiße oder graue Klamotten, weil ich nicht weiß, welche Farbe mir steht. Aber solche Beratungen sind echt teuer.«

Es ist schon merkwürdig. Wenn es um Ausgaben für die Kinder geht, zögere ich nie. Ich will nicht sagen, dass wir ihnen jeden Wunsch von den Lippen ablesen, aber wir erfüllen schon ziemlich viele. Wenn Marc mir von irgendwas erzählt, wonach ihm gerade der Sinn steht oder was er gern mal machen würde, sage ich sofort: Dann kauf dir das doch! Gönn es dir! Mit meinen eigenen Wünschen spiele ich in einer anderen Liga. Der erste Gedanke ist immer, ob ich das jetzt wirklich brauche. Ob ich das Geld dafür wirklich ausgeben muss. So dicke haben wir es schließlich auch nicht.

Ich brauche diese verlockende Shiatsu-Massage nicht, die meinen verspannten Rücken einmal auflockern würde. Schon der Gedanke daran … ach, egal. Ich brauche auch diese coole neue Handtasche nicht. Im Schrank liegen noch drei Stück, die ich schon ewig nicht benutzt habe. Ich brauche auch keine Maniküre. Schließlich kann ich mir auch selbst die Nägel lackieren. Nicht so perfekt, aber muss es das

TIPP

Stell dich nicht immer hinten an, gönn dir selbst auch mal was. Selbst wenn es überflüssiger Luxus zu sein scheint.

denn sein? Ich brauche auch keine Stilberatung. So ganz daneben liege ich mit meinen Klamotten nicht, glaube ich.

Mein Gehirn verfügt wohl doch über eine gewisse Intelligenz. Es schickt mir fein säuberlich ausgefeilte Argumentationsketten, die jede Diskussion überflüssig und jeden einzelnen meiner Wünsche früher oder später zunichtemachen. Aber diesmal gebe ich mich nicht so schnell geschlagen! Unter uns gesagt ist es ja nicht nur das schwarze Abendkleid, in dem ich mir wie Renée Zellweger alias Bridget Jones[8] vorkomme. Es sind auch Lieblingshosen und Sommerkleider, sogar einige meiner geliebten Shirts, in denen ich aussehe wie eine Presswurst. Ich muss unbedingt mit jemandem reden, der mich versteht …

Schnell schnappe mir mein Weinglas, gieße nochmal nach und verabschiede mich mit einem Kuss von meinem Mann, der mich fragend ansieht. »Ich muss Yvonne anrufen, Schatz. Such dir mal allein einen Film aus. Ich komme später dazu.« Marc lächelt mich verständnisvoll an. Vielleicht auch ein bisschen dankbar, dass ich mir für dieses Thema einen anderen Gesprächspartner suche.

Alle Frauen, wirklich alle, die ich kenne, hadern mit ihrem Körper. Der Hintern ist zu breit oder zu flach, der Busen zu klein oder zu groß, manchen sind sogar ihre Beine zu kurz. Einige mögen ihre Nase nicht oder hätten gern vollere Lippen und wer Locken hat, wünscht sich glatte Haare oder andersrum. Und spätestens, wenn frau die Vierzig überschritten hat, spielen sich erst die Winkearme und dann die Körpermitte in den Vordergrund. Jahr für Jahr schleichen sie sich mehr in unser Leben.

Doch es gibt einige wenige Ausnahmen: die Sportskanonen unter uns. Meine Freundin Yvonne ist so eine. Ihr ganzes Leben war sie schon ein kleines Powerbündel und als ihr Mann sie vor ein paar Jah-

Tipp

Wenn es um Figurprobleme oder den eigenen Kleidungsstil geht, ist der Partner oft nicht der beste Gesprächspartner. Geh mit diesen Themen lieber zu einer guten Freundin. Damit beugst du Konflikten in der Partnerschaft vor und es geht dir am Ende des Gesprächs wahrscheinlich wesentlich besser.

ren verließ, hat sie sich voll und ganz in die Sportwelt gestürzt. Was anfangs wohl eher Ablenkung war, ist später zu Yvonnes Passion geworden.

Heute hat sie mit ihren zweiundfünfzig Jahren eine Figur, um die die meisten Dreißigjährigen sie beneiden. Doch selbst Yvonne hat neuerdings Phasen, in denen sich ein kleiner Bauch durch ihre hautengen Klamotten drückt. Wenn das passiert, haben wir nur eine Chance: Bloß nicht darauf ansprechen, bis sie ihn wieder tutti completti wegtrainiert hat.

Nach dem ersten Klingeln ist Yvonne direkt dran. »Hi Moni, schön, dich zu hören. Wie geht's dir?« Bei besten Freundinnen muss nicht um den heißen Brei geredet werden. »Ich sehe in meinem Lieblingskleid aus wie eine fette Hummel, Yvonne. Und in vier Wochen ist Olafs Hochzeit. Da brauche ich dieses Kleid.« Ich höre, wie Yvonne mit einem langen Atemzug Luft durch die Zähne zieht. »Und was hast du jetzt vor?« Vorsichtig erfühlt sie erst meine Stimmungslage, um dann knallhart drei Möglichkeiten zusammenzufassen. »Willst du ein tägliches Training mit mörderischem Muskelkater und essen wie Buddha höchstpersönlich? Oder lieber ein neues Kleid in einer für dich unvorstellbaren Größe kaufen? Oder einfach als Hummel zur Hochzeit gehen?« So einfach ist das also. Ich kann selbst wählen.

Ich könnte mich für vier Wochen Höllenqual entscheiden, allerdings ohne Garantie auf Erfolg. Ich könnte komplett resignieren und mich nach nervigen Shoppingtouren in den totalen Frust steigern, aber am Ende irgendein Kleid gefunden haben, in dem ich mich vielleicht einigermaßen wohl fühle. Oder ich mache dem Begriff spätpubertär alle Ehre, begebe mich in eine Phase trotziger Ignoranz und zeige der Welt selbstbewusst meinen hormongetränkten und auch ein bisschen selbstgezüchteten Rettungsring.

Tipp

Ob kleine oder große Fragen: Das Leben bietet uns nie nur einen Weg. Frag dich (oder eine Freundin) zuallererst, welche Möglichkeiten es gibt. Erst dann kannst du dich für deinen Weg entscheiden.

»Yvonne, ich mag Hummeln. Diese kleinen Brummer sind voll flau-schig und irgendwie gemütlich. Einige der menschlichen Hummel-frauen sehen in knatschengen, kunterbunten Kleidern sogar extrem sexy aus. Aber das bin nicht ich. Ich bin einfach noch nicht bereit, selbst eine Hummel zu sein.« Ich sehe meine Freundin durchs Telefon lächeln und nicken. »Andererseits wird mir schon bei dem Gedanken an eine Diät schlecht und du weißt, dass ich sowieso keine Freundin von Hungerkuren bin.

Gesünder essen: ja. Mal wieder komplett auf Zucker zu verzichten, das schaffe ich auch. Gerade, weil ich weiß, dass es mir auch innerlich guttut. Aber wie realistisch ist es denn, auf diese Art in einem Monat um vier oder fünf Kilo leichter zu werden?« Yvonne will wissen, was mit Variante zwei ist. »Ein größeres Kleid kaufen?«, frage ich ungläubig. »Es gibt wun-derschöne Kleider für Frauen, die nicht zu den ganz schlanken Gazellen gehören oder einfach nur ein kleines Bäuchlein kaschie-ren wollen«, erklärt Yvonne, was ich na-türlich auch selbst weiß. »Und ja«, schiebt sie rasch nach, »manchmal würde schon eine Kleidergröße größer helfen.«

TIPP

Wellness geht auch zu Hause. Lass dir ein Bad ein oder verwöhn deine Haut mit entspan-nendem Lavendel- oder belebendem Zitrusöl.

Von wegen: Wenn ich eine Jeans kaufen will, die einen knackigen Popo macht, quillt der Fettring über dem Bund heraus. Wenn ich upsize, so dass der Bund passt – übri-gens egal, wie hoch er sitzt – hängt die Hose am Allerwertesten. Nein, nicht jugendlich leger, es sieht genauso aus, wie es ist: Diese Hose ist am Hintern viel zu groß. Von der extrem eitlen Gesellin in mir, die sich weigert, den altersbedingten figürlichen Wandel zu akzeptieren, mal abgesehen: Shopping ist durch die neuen Pölsterchen schlicht-weg zur Qual geworden.

»Ich bin aus der Form geraten, Yvonne. Meine Proportionen stim-men nicht mehr. Klamotten von der Stange passen immer an irgend-einer Stelle nicht.« Yvonne wird nachdenklich. »Weißt du, dass wir die ganzen Jahre viel Glück hatten, Moni? Einigen Frauen geht es schon ihr ganzes Leben lang so. Oder wie viele sind ihre Schwangerschaftskilos nie wieder losgeworden?« Wahrscheinlich denken wir beide gerade an unsere gemeinsame Freundin Saskia und mir steigt die Wut bis zum Hals hoch. »Die vielen Frauen, von denen die ganzen Diätgurus leben und das Leid dieser Frauen mit ihren Verarscheprodukten nur noch schlimmer machen. Sorry, aber das regt mich immer wieder auf.« Darüber könnten wir zwei ewig reden, doch da der Abend bereits fortgeschritten und die Gähner schon auf beiden Seiten der Leitung zu hören sind, vertagen wir das Thema.

Yvonne und ich sind uns einig. Die Hummelvariante fällt aus, nicht nur für die Hochzeit. In vier Wochen wird der Speckring entweder erheblich geschrumpft sein oder ein anderes Kleid muss her. Wir schmieden einen neuen Sport- und Ernährungsplan für mich. Mein Training wird erweitert, es waren ja fast nur Bauchübungen bislang. Die Kleiderprobe verabreden wir für in drei Wochen. Nach diesem Telefonat geht es mir viel besser.

Aus dem Wohnzimmer kommen Geräusche, als wäre das ganze Zimmer ein riesiges Schlachtfeld. Ist es auch, in Game of Thrones klirren die Schwerter und meine drei großen Jungs starren gebannt auf den großen Fernseher. »Sind das neue Folgen?«, versuche ich durch den Lärm herauszufinden und bekomme ein kurzes »Nein, wir schauen die letzte Staffel nochmal, weil morgen die neue zum ersten Mal gezeigt wird« von Tom entgegengeworfen.

Auch gut. Dann werde ich mir den verbleibenden Sonntagabend noch etwas Wellness gönnen. Ich lasse Wasser in die Wanne laufen und gebe ein Lavendelextrakt dazu. Ich atme das Aroma tief ein und wünsche mich in die Provence, mitten ins blühende Lavendelmeer. Als ich nackt vor dem Spiegel stehe, betrachte ich meinen Körper. Marc hat recht: Ich bin keine dreißig mehr. Ich bin fast fünfzig. Meine Eierstöcke haben ihre Funktion eingestellt. Sie schrumpeln zusammen, ich habe Bilder gesehen. Kein schöner Anblick. Parallel lässt mit dem Ende der Fruchtbarkeit auch die Spannung in den Brüsten nach, im wahrsten Sinne des Wortes. Sie sind viel weicher geworden und verlieren zusehends gegen die Erdanziehungskraft. Wenn ich die Arme verschränke, kann ich meinen Busen damit tatsächlich hochheben. Schön ist er trotzdem noch, finde ich.

Mein Blick wandert weiter nach unten. »Wer nackt badet, braucht keine Bikinifigur«, hat Saskia kürzlich gesagt und uns alle zum Lachen gebracht. Doch ist mir gerade nicht nach Lachen. Ich würde mich gern wieder im Bikini zeigen und merke mit diesem Gedanken, wie wichtig mir doch meine Wirkung auf andere ist. Ich schäme mich für meinen Bauch, für den Speckring, den ich mir angefuttert habe. Denn wenn ich ehrlich zu mir selbst bin, stand das Schlankbleiben zwar immer auf meinem Wunschzettel, aber nie ganz oben auf der Prioritätenliste. Sanft streiche ich über meinen Bauch und nehme mir vor, liebevoller mit meinem Körper umzugehen. Schließlich habe ich nur den einen.

In der Badewanne versuche ich abzuschalten, doch die Gedanken wollen noch nicht ruhen. Die Stilberatung schwirrt mir weiter durch den Kopf. Endlich lernen, welche Farben mir stehen, welcher Schmuck zu mir passt und natürlich, wie ich das Bäuchlein kaschieren kann. Plötzlich schießt mir eine Idee in den Kopf. Mit Schwung komme ich hoch, um schnell aus der Wanne zu steigen. Das Wasser schwappt über den Wannenrand und flutet den Fliesenboden. Fröhlich vor mich hin pfeifend wische ich das Badezimmer wieder trocken.

Plötzlich steht Marc in der Tür. »Was ist denn hier passiert?«, fragt er mit amüsiertem Blick auf seine nackt über den Boden robbende Frau. »Ach, ich dachte, ich putze heute mal nackt.«, lache ich ihn an und platze direkt mit meiner Idee raus. »Du hast mich doch gefragt, was ich mir zum Geburtstag wünsche, Marc.« Mein Mann, der lässig am Waschtisch lehnt, hat Lust auf Spielchen. »Vielleicht habe ich ja schon ein Geschenk für dich, mein Schatz.« Ich spiele mit. »Na, dann brauche ich dir von meinem Wunsch wohl gar nicht mehr zu erzählen.« Wir werfen uns die verbalen Bälle ein Weilchen hin und her, wie wir es früher so oft getan haben und amüsieren uns prächtig. »Jetzt sag schon, Moni«, drängt Marc dann doch irgendwann. »Ich wünsche mir eine Farb- und Stilberatung zum Geburtstag. Müsste nur leider schon vor dem Geburtstag stattfinden, damit ich mir auch ein passendes neues sexy Lieblingskleid für die Hochzeit deines Bruders suchen kann.« Mein Mann will nicht mal wissen, was diese Beratung kostet. Er ist froh, dass ich mir auch mal etwas für mich gönnen will. Oder hat er am Ende nicht sogar auch was davon?

Bevor ich ins Bett husche, schreibe ich noch schnell Saskia an. Sie war vor Jahren bei einer tollen Stilberaterin, damals wegen der Kurven, die sie nicht mehr loswurde und die ihr all den Spaß am Shoppen verdorben hatten. Ihr ganzer Kleidungsstil hat sich seitdem gewandelt, ihre Outfits sind heute viel farbenfroher und mutiger als zuvor. »Das will ich auch«, beschließe ich.

Am nächsten Morgen lerne ich als erstes, dass Saskias Stilberaterin Bettina nicht in Hamburg, sondern dreihundert Kilometer weit weg wohnt. Ich schreibe sie trotzdem an. Dann ist Agenturarbeit angesagt.

Die Texte flutschen heute nur so heraus. Was gute Laune doch alles bewirken kann. Als ich noch vor dem Mittag meine privaten Mails checke, sehe ich schon ihre Antwort. Bettina hätte schon in der kommenden Woche einen Beratungstermin für mich. Puh, der würde drei Stunden dauern und ist nicht gerade das, was man ein Schnäppchen nennt. Mein innerer Zweifler kriecht aus seinem mausgrauen Nest. Brauche ich das wirklich?

Tipp

Schick deinen inneren Zweifler doch einfach mal zurück ins Bett. Rede mit ihm, vielleicht sogar laut vor dem Spiegel. Du wirst sehen, es funktioniert.

»Ja, ja, ja«, schreie ich ihm entgegen. »Geh wieder schlafen. *Dich* brauche ich gerade nicht!« Dieser innere Zweifler, dem einige Menschen sogar einen Namen geben, hat mich schon vor so manch lebensuntauglicher Idee gerettet. Heute soll er jedoch einfach die Klappe halten.

Nach der Mittagspause stehe ich breit grinsend in der Kaffeeküche. Mit geschlossenen Augen ertaste ich vorsichtig die Kaffeebecher im Schrank und wähle blind einen aus. *Tanze! Vor allem aus der Reihe!* Huch, den kannte ich noch gar nicht. Was wieder einmal zeigt, dass nicht nur Anna und ich auf Sprüchebecher stehen. Unsere

Sammlung wächst und wächst. Schade, dass Anna nicht da ist. Ob ich ihr schreibe?

Ich: *Hey Anna, wie geht's dir? Genießt du die Insel?*

Anna: *Moniiii* [Herz-Emoji] *Alles super.* [Herz-Emoji] *Gerade Fototour mit echt heißem spanischen Guide. Und du so?*

Ich: [drei Herz-Emojis] *Gibt's ein Foto vom Fotoguide?*

Anna: *Später* [Zwinkersmiley] *Was hast du auf dem Herzen?*

Ich: *Hab mir eine Stilberatung gebucht* [Rotes-Gesicht-Smiley]

Anna: *Wohoo* [Tanzende-Frau-Emoji] *Echt toll, Moni. Freu mich für dich.* [Herz-Emoji] *Musst du mir nächste Woche erzählen …*

Ich lasse sie mit ihren Fotos und dem Guide wieder allein. Wie schön, dass Anna sich diesen Urlaub am Ende doch gegönnt hat. Lange hatte sie mit sich gehadert, weil sie Angst hatte, so ein Single-Urlaub könnte schnell zur Katastrophe werden.

Am nächsten Freitag findet mein »Stylecoaching de Luxe« bei Bettina statt. Wir haben einen Mittagstermin vereinbart, so dass ich morgens hin- und abends zurückfahren kann. Am Montag telefonieren wir zur Vorbereitung nochmal. Abends erzähle ich meiner Familie, dass ich mir ein Stylecoaching gebucht habe. Marc ist irritiert, dass ich mir keine Stilberaterin in Hamburg gesucht habe. »Weil Saskia sie empfohlen hat, Marc. Sie ist auch soweit gefahren und hat gesagt, Bettina ist jeden Cent und jeden Kilometer wert.« Jonas kommt auf die Idee, dass Marc mitfahren könnte, um sich selbst ein Bild zu machen. Ich zucke zusammen, doch Marc hat die richtige Antwort parat. »Ich sehe das Ergebnis doch dann jeden Tag«, antwortet er seinem Sohn, während er mich frech angrinst. »Auch wenn ich deine Mutter immer schön finde und sie sowas gar nicht nötig hat.« Tom brummelt, dass so eine Beratung sicher nicht schaden kann und wirft sofort einen entschuldigenden Blick hinterher. Ich blicke belustigt in die Testosteronrunde an meinem Tisch. Wollte ich sie so haben? Meine Männer?

Im Laufe der nächsten zehn Tage steigert sich meine Spannung, bis ich es fast nicht mehr aushalte. Ich blättere durch Modemagazine, was ich sonst nie mache, und quetsche Saskia aus, wie ihre Stilberatung war. Sie erzählt mir, dass sie mit einigen Fragen überfordert war, beispielsweise mit der, was sie an sich mag. Darüber habe ich auch noch nie richtig nachgedacht.

Was mag ich an mir? Meine Beine vielleicht. Sie sind lang und schlank, ich fand sie immer ganz schick. Aber die Oberschenkel sind auch nicht mehr das, was sie mal waren, stelle ich fest, als ich mich in kurzer Sporthose vor dem Spiegel betrachte. Ich hatte nie dieses Thigh Gap, bei dem bei geschlossenen Beinen die Lücke zwischen den Oberschenkeln bis in den Schritt reicht. Doch jetzt sind meine Oberschenkel nach innen gewachsen, so dass sie beim Gehen aneinanderreiben. Letzten Sommer habe ich sie mir unter dem Rock sogar kaputt gescheuert.

Aber ich schweife ab, schließlich wollte ich mich auf die positiven Stellen meines Luxuskörpers konzentrieren. Meine Füße mag ich nur gern, wenn die Nägel lackiert sind. Auch merkwürdig, ist aber so. Mein Popo ist okay, wenn ich regelmäßig trainiere. Als ich letztes Jahr wegen meiner Bänderrisse im Sprunggelenk gar nicht trainieren konnte, ist er in Nullkommanix abgeschlafft. Da habe ich erstmals bewusst wahrgenommen, in welchem Affentempo sich Muskeln zurückbilden, wenn sie vernachlässigt werden. Viel, viel schneller als früher.

Was finde ich noch gut an mir? Meine Schultern mag ich, stelle ich plötzlich fest. Ich trage im Sommer auch gern schulterfreie Shirts. Es ist schon erstaunlich, was man herausfinden kann, wenn man mal genau hinschaut und vor allem: wie gut das tut.

Dann ist der Freitag endlich da. Ich komme ohne Stau durch und bin eine halbe Stunde zu früh. Das ist super, so kann ich noch durchs Städtchen bummeln, mich nach der langen Fahrt ein bisschen bewegen und die frische Luft genießen. Ich merke, dass mein Herz klopft, als ich bei Bettina klingle.

Sie begrüßt mich herzlich und mustert mich von oben bis unten, während sie mich in ihr heiliges Refugium führt. Lange hatte ich überlegt, was ich

Tipp

Probier es aus: Stell dich vor den Spiegel und schau dich an. Nicht die vermeintlichen Problemzönchen! Sieh dir bewusst die Körperteile an, die du an dir magst. Du wirst überrascht sein.

anziehe und mich dann für meine Lieblingsjeans und ein schlichtes T-Shirt entschieden. Damit fühle ich mich zurzeit am wohlsten. Make-up sollte ich nicht auftragen, weil wir für die Farbberatung den unverfälschten Hautton brauchen. Mache ich aber sowieso nur noch selten und ich habe das Gefühl, meine Haut kann seitdem viel freier atmen.

Auch in echt ist Bettina mir sofort sympathisch. Bei einer Tasse Tee erzählt sie mir, wie sie zur Stilberaterin wurde und warnt mich lachend vor, dass die meisten ihrer Beratungen länger dauern als geplant. Deshalb geht es auch gleich los. Bettina bittet mich zu erzählen, warum ich zu ihr gekommen bin. Ich schildere ihr mein Abendkleidproblem und merke, wie unangenehm es mir ist, darüber zu sprechen und meinen schwabbeligen Schwimmring zu zeigen. Aber bin ich nicht hier, weil Bettina mir helfen soll? »Also raus damit!«, rede ich mir innerlich selbst Mut zu.

Bettina fragt so gefühlvoll nach, wie es nur eine Frau tun kann, die weiß, wovon ich spreche. Als ich ihr vorhin zum ersten Mal begegnete, hat sie mich mit ihrer Erscheinung sofort in ihren Bann gezogen. Sie ist eine dieser Frauen, der ich bewundernd nachsehen würde, würde ich ihr auf der Straße begegnen. Im Café würde ich sie aus dem Augenwinkel beobachten und versuchen herauszufinden, was ihr Geheimnis ist. Jetzt, da ich ihr gegenübersitze, sehe ich erst, dass auch sie keine Wespentaille hat. Vielleicht nicht mehr, genau wie ich. Genau an all den Stellen, die ich bei mir immer so kritisch betrachte, kann ich auch bei ihr erkennen, dass sie die Fünfzig wahrscheinlich schon überschritten hat. Was übrigens ihre Attraktivität in keiner Weise schmälert, eher im Gegenteil. Sie strahlt eine natürliche Eleganz aus, die den meisten Frauen ihres Alters, die wie sie nicht mehr die Figur einer Dreißigjährigen haben, schlichtweg fehlt. Mir auch.

Sie fragt mich sogar nach meinen Wechseljahren, was hier meine Themen sind. Auf meine verwunderte Rückfrage, was das denn mit meinem Kleidungsstil zu tun hat, antwortet sie »Moni, der Wechsel hat in meinen Augen nicht nur mit unseren Geschlechtshormonen zu tun. Die schrumpfenden Eierstöcke, die in unserem Leben keine Rolle mehr spielen werden, sind doch längst nicht alles. Ich weiß nicht, wie es dir geht, aber mich haben meine tanzenden Hormone daran erinnert, dass mein Leben irgendwann zu Ende sein wird. Bis dahin habe ich hoffentlich noch viele Jahre, aber ich habe mich entschieden, nicht einfach nur mit Würde älter werden zu wollen.«

Ich bin irritiert und gebe vorsichtig zurück »Ich fand den Gedanken eigentlich gar nicht schlecht, in Würde zu altern.« Bettina schenkt Wasser nach und nickt. »Dagegen ist auch gar nichts einzuwenden. Doch ich will viel mehr. Ich kremple mein ganzes Leben um. Mit der Ausbildung zur Stil- und Imageberaterin habe ich mir einen Lebenstraum erfüllt, anschließend einfach den Bürojob an den Nagel gehängt und mich ins große Abenteuer gestürzt. Nicht nur meine Klientinnen blühen durch meine Beratung auf, ich selbst tue das auch immer mehr. Was ich mir also auf die Fahnen meines Wechsels geschrieben habe, ist, mein junges, lebendiges Ich zu erhalten. Und ich merke, seitdem ich das beschlossen habe, wachse und erstrahle ich von Tag zu Tag mehr.«

Ich bin geplättet und gleichzeitig hingerissen. Fast ehrfürchtig flüstere ich, »Das will ich auch, Bettina«. Wir klatschen ab wie übermütige Teenager. Bettina unterstreicht nochmal, dass es nicht um Jugendwahn oder vermeintliche Schönheitsideale geht, sondern einzig um die Einstellung zu sich selbst, zum eigenen Leben. Ich nehme mir vor, jeden einzelnen Tag noch viel mehr zu genießen.

Nachdem sie durch ihre geschickten Fragen herausgefunden hat, wo der Schuh wirklich drückt und dass es um viel mehr als nur das geliebte schwarze Abendkleid geht, machen wir uns auf die Suche nach »meinen« Farben. Tuch um Tuch in allen Farben und unzähligen Farbtönen wird mir über die Schulter gelegt und ich staune Bauklötze. Mit einigen Farben sehe ich hundeelend aus, obwohl ich mich pudelwohl fühle und sogar schon etwas Bräune im Gesicht habe. Und dann gibt es Farben, die schenken mir ein Strahlen, ohne dass ich lächeln muss.

Der Tisch liegt voller Tücher, deren Farben ich alle irgendwie mag. Graue und weiße, pink- und türkisfarbene und viele in Blautönen.

Bettina hat alle, mit denen ich uns beiden gefiel, auf den Tisch gelegt. Die anderen sind aus meinem Blickfeld verschwunden. »Du bist ein Sommertyp, Moni. Mit Tendenz zum Winter.« Das überrascht mich nicht, ich liebe den Sommer. Als könne sie Gedanken lesen, erklärt Bettina, »Das hat nichts damit zu tun, welche Jahreszeit du am liebsten magst. Warme Farben machen dich blass, während die kalten und kühlen Farbtöne deinem Hauttyp schmeicheln.« Ich zeige ihr, welche dieser Farben ich gern trage und welche ich mir so gar nicht vorstellen kann. Eine Farbe zu mögen, heißt noch nicht, dass man sich auch gern komplett darin einhüllen möchte. Bettina versteht, was ich meine. »In einige Farben darfst du noch hineinwachsen. Ich sehe dich als mutige, starke Frau, Moni, die ihre Persönlichkeit mit diesen Farben unterstreichen könnte« Sie zeigt auf ein kräftiges Royalblau, ein dunkles Blutrot und bläuliches Pink. »Taste dich langsam heran, mit Accessoires wie Schals oder Taschen in diesen Farben.«

Tipp

Mit einer Farbberatung findest du heraus, welche Farben deinen Hauttyp unterstreichen und dich regelrecht strahlen lassen. Bei vielen Stilberatungen kann man eine Farbberatung auch als einzelne Leistung buchen.

Dann muss ich mich vor den großen Spiegel stellen und Bettina analysiert erst meine Gesichts- und dann meine Körperform: ovales Gesicht, klassische Figur. Als ich sie auf meinen Bauch anspreche, lacht sie nur. »Moni, ich verrate dir jetzt mal was: Dieser Hauch von Bauch, den du dort hast, macht vielleicht fünf Prozent deiner Gesamterscheinung aus, wenn überhaupt.« Ich will protestieren, doch Bettina dreht meinen Kopf in Richtung Spiegel. »Die restlichen fünfundneunzig Prozent überzeugst du in deiner ganzen Erscheinung, mit deinem Wow-Kleid. Lass dir den Wow-Effekt niemals nehmen, nur weil du einen winzigen Makel an dir siehst.«

Für die Hochzeit empfiehlt Bettina mir ein körpernahes Abendkleid – also kein hautenges Schlauchkleid – und am besten mit einer leichten Raffung in der Mitte. Farblich einigen wir uns auf ein kühles Petrol in einem matten Glanz. Das ist das Gewagteste von all ihren knalligen Vorschlägen, das ich mir vorstellen kann. Wir sprechen noch ausführlich über Schnitte und Muster, über Ausschnitte und Krägen, über Rock- und Jackenlängen. Auch Frisuren, (Sonnen-)brillen und Schmuck werden diskutiert und gedanklich auf mich zugeschnitten. Immer wieder betont Bettina, dass es Mut braucht, die vielen Tipps aus einer Stilberatung auch umzusetzen. »Lass dir Zeit und beginne mit nur einer Sache. Bloß nicht alles auf einmal, da verrennt man sich leicht.«

Nach fast vier Stunden mache ich mich wieder auf den Heimweg. Bettina hat ihren Weg gefunden, soviel steht fest. Und ich bin froh, mir die Beratung bei ihr gegönnt zu haben. Ich habe endlich wieder Lust auf Shopping.

So stärkst du deine Selbstliebe

Selbstliebe ist ein großes Wort und gerade wir Frauen tun uns oft schwer damit. Sie gelingt leichter, wenn du möglichst konkret weißt, was du an dir magst. Denn dann weißt du genau, wofür du dich liebst.

SCHRITT 1: Finde heraus, was du an dir magst: Stell dich als erstes vor den Spiegel (am besten nackt oder im Bikini) und schau dich an. Welche Körperteile magst du an dir? Deine Augen, deine Haare, deine Augenbrauen, deine Lippen, deine Beine, deine Taille, deine Brüste, deine Hände, deine Füße, deine Fesseln …? Schau dich ganz in Ruhe an und konzentriere dich auf die Stellen deines Körpers, die dir gut gefallen. Wenn du dich fertig angeschaut hast und viele Körperteile an dir gefunden hast, die du magst, schreib sie auf einen Zettel »Ich mag an mir …«.

Nun überlegst du dir, welche Charakterzüge und Fähigkeiten du an dir besonders toll findest. Hast du einen guten Humor? Bist du gastfreundlich und aufgeschlossen? Magst du, dass du zurückhaltend bist oder immer deine Meinung sagst, dich für Pflanzenheilkunde interessierst, …? Was macht dich aus? Schreib auch hier eine Liste mit so vielen Punkten wie möglich, die du an dir magst.

SCHRITT 2: Du wirst dich noch besser selbst lieben lernen, wenn du dir immer mal wieder sagst, was du an dir magst. Mach dir das am besten zur Gewohnheit. Morgens beim Zähneputzen oder abends vor dem Einschlafen. Während du dir Kaffee kochst oder auf dem Weg ins Büro bist … So erschaffst du dir viele Selbstliebe-Momente in deinem Alltag.

SCHRITT 3: Nimm dir deine beiden Listen immer mal wieder hervor und überlege, welche Punkte du noch ergänzen kannst. Lass diese Liste wachsen.

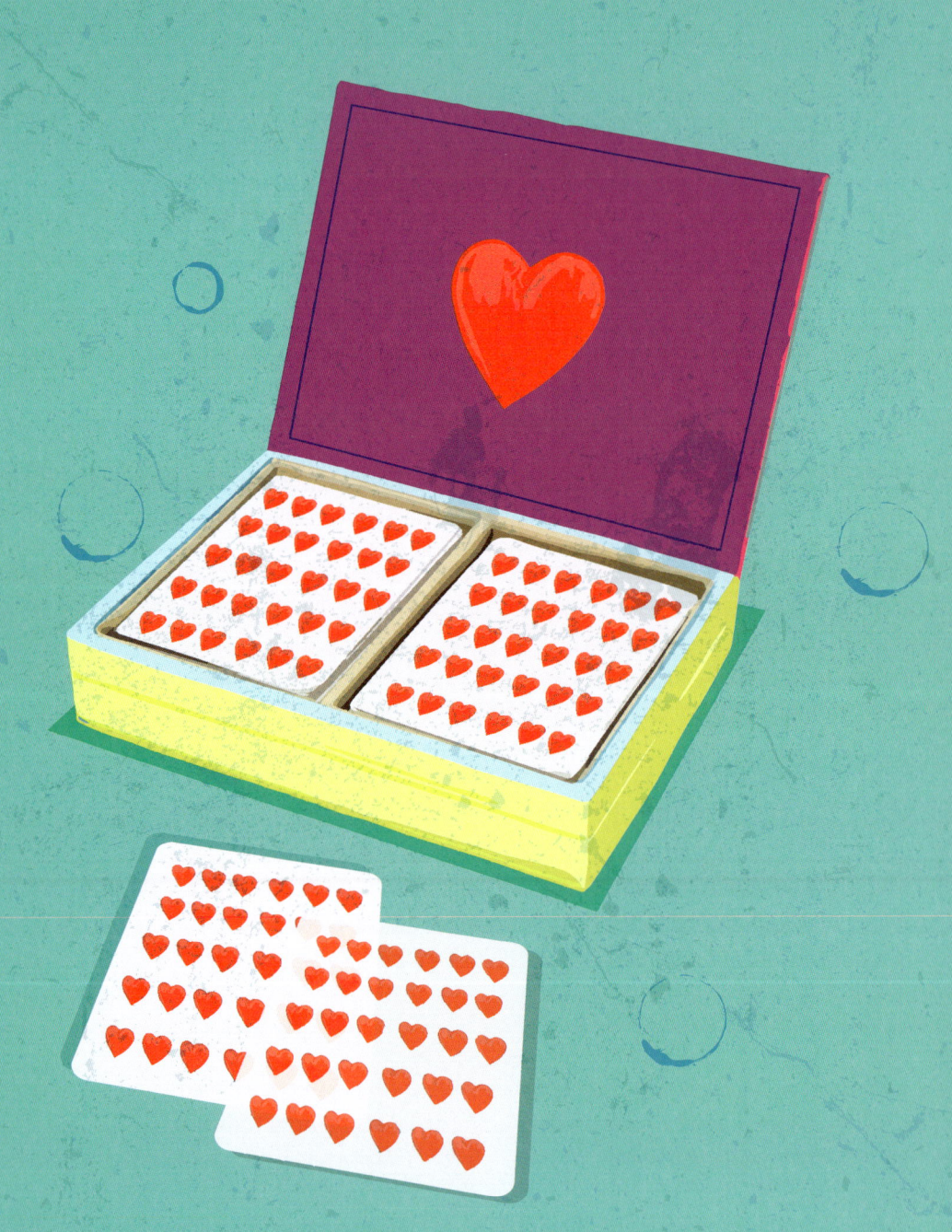

Diese Zitrone steht noch voll im Saft

Ich sitze am Küchentresen und blättere durch unser Hochzeitsfoto-album. Ein schönes Fest, auf dem viele Fotos mit lachenden Gesichtern entstanden sind. Wie jung wir alle damals aussahen! Viele Paare von damals sind auch heute noch zusammen, haben es wie wir über diese lange Zeit geschafft. Einige unserer Freunde sind jedoch auch wieder getrennte Wege gegangen, leben heute als Singles oder haben einen neuen Partner gefunden.

Zwanzig lange Jahre ist es her, dass wir uns das *Ja* geschenkt haben. Auf den Tag genau, denn heute ist unser Hochzeitstag. Ob ich mir das damals habe träumen lassen? Ich blicke kurz auf und überlege. Ja, das habe ich mir träumen lassen. Mein *Ja* war ernst gemeint. Ich wollte den Rest meines Lebens mit Marc verbringen.

Mich so weit in die Zukunft denken und fühlen, konnte ich jedoch nie. Doch jetzt ist es soweit. Ich kann tatsächlich zu meinem Mann sagen, »Weißt du noch, damals, vor zwanzig Jahren …« Verrückt! Als ich diese Worte das erste Mal von meiner Mutter hörte, wohnte ich noch bei meinen Eltern. Meine vier Jahre ältere Schwester war schon ausgezogen und ich selbst befand mich mitten in der ärgsten Teenagerzeit. Ich kann mich gut erinnern, was dieser Satz in mir auslöste. Der erste Gedanke war, »Meine Eltern sind echt uralt«, gefolgt von einem bewundernden »Wow, was für eine lange Zeit mit dem gleichen Partner«, um schließlich bei »Niemals! Mit keinem Typen der Welt könnte ich mir sowas vorstellen« zu enden.

Ich blättere weiter durch die Erinnerungen an unsere Hochzeit. Nicht alle Menschen, die auf unserer Hochzeitsparty waren, weilen noch unter uns. Einige waren jünger als wir jetzt sind, als sie starben. Mir wird wieder einmal bewusst, wie wertvoll das Leben ist. Jederzeit kann es vorbei sein.

Ein Seitenblick auf die digitale Uhr am Backofen sagt mir, dass ich gleich losmuss. Ich will zum Flughafen fahren, um meinen Mann Marc nach einer Woche Geschäftsreise abzuholen. Ab und zu überrasche ich ihn am Flughafen, heute jedoch weiß er, dass ich ihn abhole. Ich klappe das Fotoalbum zu, lasse es aber im Wohnzimmer liegen. Vielleicht kramen wir später gemeinsam in den Erinnerungen an einen der schönsten Tage in unser beider Leben. Frühestens jedoch morgen.

Zur Feier unseres Jubiläums haben wir einen romantischen Abend zu zweit geplant. Ich habe einen Tisch in einer Weinbar reserviert, die wir zu besonderen Anlässen immer wieder mal besuchen. Bevor ich das Haus verlasse, werfe ich einen prüfenden Blick in den Spiegel. Zum hundertsten Mal glaube ich. Meine weiße Jeans sitzt perfekt und kaschiert die neuen Rundungen ganz gut, mit denen ich mich immer noch nicht anfreunden kann. Die Highheels, die ich viel zu selten trage, strecken meine ohnehin langen Beine noch mehr in die Länge und aus dem Ausschnitt der schwarzen Bluse lugt etwas rote Spitze hervor. Sie gehört zu den verführerischen roten Dessous, die ich in dieser Woche erstanden habe – sozusagen mein Geschenk

Tipp

Jederzeit kann das Leben vorbei sein. Mach dir das bewusst, tu, was du liebst, umgib dich mit Menschen, die du magst und genieße jeden Moment.

zum zwanzigsten Hochzeitstag. Überschwänglich werfe ich mir selbst eine Kusshand zu und wippe zur Haustür.

Wenn ich Marc am Flughafen abhole, bin ich immer zu früh da. Ich liebe die Momente, wenn die Automatiktür aufgeht und ich erwartungsvoll Ausschau halte, ob mein Mann schon unter den nächsten Ankömmlingen ist. Die Spannung steigt, und auch wenn es für manch einen vielleicht albern klingen mag: Für mich ist das Vorfreude pur. Irgendwann ist er dann wirklich dabei und sucht mit den Augen die Runde der Wartenden ab. Sobald er mich entdeckt, strahlt er bis über beide Ohren. Oh, ich liebe diesen Blick! Wir umarmen und küssen uns, als hätten wir uns monatelang nicht gesehen. Manchmal kann ich selbst nicht glauben, dass wir schon seit zwanzig Jahren verheiratet sind.

Tipp

Beglücke deine Lieblingsmenschen mit kleinen Aufmerksamkeiten. Du zeigst ihnen damit, dass du an sie denkst. Das macht beide Seiten glücklich.

Marc holt ein rot eingepacktes Schokoladenherz aus seiner Jackettasche und haucht mir ins Ohr »Ich liebe dich, Moni.« Obwohl ich weiß, dass das Herz von der Airline ist, mit der er offensichtlich gerade geflogen ist, schmelze ich dahin. Für mich müssen es keine großen, teuren Geschenke sein, die kleinen Gesten voller Liebe geben mir so viel mehr. Hand in Hand gehen wir zum Auto und ich grinse wohl noch immer wie ein Honigkuchenpferd.

Da ich schon vor einer Woche in der Weinbar reserviert habe, werden wir an meinem Lieblingstisch platziert, in der kuscheligsten Ecke des kleinen Restaurants. Marc wählt einen Wein aus der umfangreichen Karte, heute wird es ein feuriger Spanier. Als er sich nach dem Bestellen wieder mir zuwendet, bleiben seine Augen an meinem Dekolleté hängen. Mit frechem Grinsen greift er über den Tisch, um einen tieferen Blick zu erhaschen. Doch ich schlage ihm mit gespielter Empörung auf die Finger und lehne mich mit beleidigter Mine zurück. Mein Mann zuckt gleichgültig mit den Schultern und wendet sich der Speisekarte zu. »Wonach steht dir denn heute der Sinn, mein Liebling?«, fragt er betont sachlich und schaut mich provozierend an. Ich steige auf das Spiel ein und beuge mich leicht vor. »Heute hast du freie Wahl, Schatz.« Betont lässig stellt er uns ein Menü zusammen und klappt selbstzufrieden die Karte zu.

Kurze Zeit später steht schon die Brotauswahl mit Oliven und dreierlei Dips auf dem Tisch. Ich erzähle Marc von meiner Fotoschau. Er steigt voll ein, sodass wir gemeinsam in Erinnerungen schwelgen. »Weißt du noch, wie uns vor der Geburt der Jungs alle gesagt haben, wir sollen unbedingt nochmal ausgehen? Ins Kino und feiern und so.« Ich nicke. »Wir haben gedacht, die spinnen doch. Einfach ein Babysitter organisiert und dann können wir uns jederzeit einen vergnüglichen Abend machen.« Marc lacht laut auf. »Wie oft haben wir damals versucht, *Herr der Ringe* im Kino zu sehen?« Ich hebe drei Finger hoch und erinnere mich, wie es ist, sich aus dem Kino zu schleichen, weil die Babysitterin anruft und die Zwillinge herzzerreißend durch die Leitung schluchzen. Und jedes Mal, wenn wir dann zu Hause ankamen, lagen unsere Zwerge in ihren Betten und schliefen seelenruhig. Mir fällt noch eine andere Geschichte ein. »Kannst du dich an den Urlaub im Familienhotel in Mecklenburg erinnern? Als du mit Jens aus der Sauna gerannt bist, weil beide Babyphone Alarm schlugen?« Marc schlägt die Hände über dem Kopf zusammen. »Draußen waren Minusgrade. Ihr Mädels hattet gut lachen. Wir sind fast den Herztod gestorben.« Ich sehe die beiden Männer vor mir, als wäre es heute. Sie fluchten wie die Rohrspatzen, als sie zurückkamen.

Den ganzen Abend vergnügen wir uns mit Erinnerungen aus unserem gemeinsamen Leben, eine Geschichte jagt die nächste. Als wir mit dem Essen fertig sind, hebt Marc sein Glas. »Moni, ich bin so froh, dass ich dich damals gefunden habe« Ich merke, wie mir die Tränen in die Augen steigen. »und dass du es schon so lange mit mir aushältst.« Wir stoßen auf unsere nächsten zwanzig Jahre an. Mein Körper schreit nach einer Umarmung, also stehe ich auf, gehe um den Tisch herum und setze mich auf Marcs Schoß. Ich spüre irritierte Blicke einiger Gäste in meinem Rücken, doch das ist mir egal.

Als ich wieder brav auf meinem eigenen Stuhl sitze, habe ich mich soweit gefangen, dass ich auch wieder sprechen kann ohne loszuschluchzen. »Es hat aber einfach auch gepasst mit uns zweien. Nicht alle haben so viel Glück wie wir, Marc«, kommt es mir über die Lippen. Marc schüttelt den Kopf. »Das sehe ich anders, Moni. Zwanzig Jahre glückliche Ehe sind kein Zufallstreffer. Ich glaube, dass es so gut funktioniert, weil uns beiden immer wichtig ist, dass es dem anderen gut geht.« Was für ein spannender Gedanke. »Obwohl wir nicht immer einer Meinung sind. Wir können uns auch heftig zoffen,« sage ich ernst. »Ja, und das gehört auch zu einer Beziehung. Letztendlich finden wir doch aber immer einen Kompromiss. Ganz egal, worum es geht.«

Tipp

Lass in einer Beziehung auch mal eine Diskussion zu. Wenn sie respektvoll geführt ist, kann sie die Partnerschaft durchaus bereichern.

Marc überlegt kurz und spricht dann weiter. »Was hilft, ist auf jeden Fall, dass wir uns in den großen Fragen einig sind. Wir haben die gleichen Werte, Moni. Auch über Erziehungsfragen streiten wir fast nie.« Ich muss an Freunde denken, deren Ehe zerbrochen ist. Wir haben doch ganz schön viel Glück. »Es gibt viele Paare in unserem Freundeskreis, die sind ganz harmonisch miteinander und dann gibt es die, da hat man das Gefühl, dass sie immerzu kämpfen. Gegeneinander.« Marc nickt eifrig. »Das meinte ich vorhin, Moni. Wenn jeder seinen Scheiß durchboxen will. Auf Teufel komm raus. Und das hat nichts damit zu tun, ob man als Paar alles zusammen macht oder die Partner auch eigenen Hobbies frönen.« Ich schaue ihn provozierend an. »Willst du jetzt etwa auch jede Woche angeln gehen?« Marc schenkt mir ein breites Lächeln. »Ich habe es sowieso am liebsten, wenn du rund um die Uhr bei mir bist. Weißt du doch! Aber weißt du, was ich mir vorstellen könnte?« Jetzt bin ich aber gespannt. »Ich hätte Lust, mal wieder an alten Autos zu schrauben. Wie früher, als ich noch studiert habe.« Spontan fliegt mir ein Gedanke in den Kopf. »Lass uns doch einen alten VW-Bus kaufen. Dann kannst du schrauben, wir bauen ihn gemeinsam aus und dann fahren wir damit um die Welt.« Mein Mann strahlt mich an. »Du bist genial, Moni. Das machen wir. Auf unseren neuen alten Bulli!«. Die Weingläser klirren kräftig.

Den Rest des Abends spinnen wir herum, wie unser Bulli aussehen soll. Wir sind uns alles andere als einig und doch wird keine Idee direkt in den Müll katapultiert. Als wir kurz vor Mitternacht nach Hause kommen, zaubert Marc ein kleines, in Herzchenpapier eingepacktes Geschenk hervor. Ich sehe ihn überrascht an. »Verpackt hat es die Verkäuferin«, gesteht er verlegen. »Nun pack schon aus!« Vorsichtig pule ich das Klebeband ab und ziehe einen kleinen Karton hervor. *Was ich an dir liebe* steht darauf., *Das Fragespiel für Paare*. Ich bin ganz gerührt. »Das werden ja spannende Abende«, sage ich, während ich mir die Fragekärtchen anschaue. Jetzt ist die Zeit reif für die neuen roten Dessous.

Ein paar Tage später sind wir bei Britta und Bernd zum Abendessen eingeladen. Ihre Tochter Emma hat vor einem Monat ihren achtzehnten Geburtstag gefeiert und genießt seitdem selbstbestimmt das Hamburger Nachtleben. Unsere Jungs wollten auch nicht mit, sie belagern mit Freunden unser Wohnzimmer, sodass wir einen Abend zu viert genießen können. Auch wenn sich die Gespräche natürlich ab und zu auch um die Kinder drehen, kommen doch immer mehr andere Themen auf den Tisch. Britta und Jens erzählen uns voller Freude, dass sie umziehen wollen. Sie wollen am liebsten wieder mitten in der Stadt wohnen, wo kleine Läden und Kneipen sind. »So richtig in einem kleinen Kiez, wo man immer Leute trifft und alles zu Fuß erledigen kann«, schwärmt Britta. »Wo man vor allem abends mal spontan ein Bier trinken gehen kann, ohne lange Anfahrtswege«, ergänzt Bernd.

Ich registriere erstaunt, wie Britta ihrem Bernd ganz verliebt über den Arm streichelt. Als ich nach dem Essen mit Britta die Kü-

> ### Tipp
>
> Gebt neuen Ideen für die Beziehung oder das Zusammenleben eine Chance. Spinnt euch gemeinsam Zukunftsvisionen, vielleicht ist ja ein Traum dabei, den ihr euch verwirklichen werdet.

che aufräume, verrät sie mir flüsternd, dass sie mit Bernd gerade eine Paartherapie macht. »Bei uns war im Bett ziemlich Flaute, Moni.« Sie horcht, ob die Männer auch ins Gespräch vertieft sind und nicht plötzlich in der Küche auftauchen. »Da habe ich mir ein Herz gefasst und Bernd gefragt, ob wir nicht mal zu einer Eheberatung gehen wollen.« Ich bin begeistert. »Britta, das finde ich großartig. Wie hat er denn reagiert? Und was passiert in so einer Paartherapie?« Britta erzählt, dass Bernd von der Idee erst nicht so angetan war, sie aber drangeblieben ist, weil es ihr wirklich wichtig war. »Er brauchte etwas Zeit. Aber eigentlich hatte er auch keine Lust mehr auf Blümchensex. Also hat er sich auf ein Schnuppergespräch eingelassen. Danach waren wir uns sofort einig, dass wir das versuchen wollen«. Britta strahlt, wie ich es bei ihr schon lange nicht mehr gesehen habe. »Es wirkt schon, würde ich sagen«, lache ich sie an.

»Eigentlich machen wir nichts anderes als reden. Wir verabreden Zeiten, in denen wir nur über uns sprechen. Über unsere eigenen Gedanken und Gefühle, über unsere Wünsche an den anderen und an das Leben. Das ist so toll. Wir lernen uns gerade richtig kennen, Moni.« Jetzt bin ich irritiert und muss an unseren Hochzeitstagsabend denken. »Habt ihr sonst nicht über eure Wünsche gesprochen, Britta? Das kann ich mir gar nicht vorstellen.« Britta holt uns den Prosecco aus dem Kühlschrank. »Doch, haben wir. Aber nicht so, dass etwas dabei herausgekommen wäre. Weil es klare Regeln für diese Gespräche gibt, laufen sie ganz anders.« Sie sieht meinen fragenden Blick. »Wir sprechen zum Beispiel nur in der *Ich*-Form. So fühlt der andere das Gesagte nicht gleich als Vorwurf. Dann hat jeder seine feste Redezeit, in der der andere nur zuhört. Und das möglichst ohne gleich zu bewerten. Man fasst zusammen, um herauszufinden, ob man den anderen richtig verstanden hat.« Das finde ich extrem spannend und mir kommen immer mehr Fragen in den Sinn. »Wie oft und wie lange macht ihr das dann? Und gibt es festgelegte Themen, über die ihr sprecht?« Britta freut sich über mein Interesse. »Jetzt am Anfang verabreden wir uns zweimal pro Woche für diesen Talk. Das Gespräch dauert zehn bis fünfzehn Minuten. Erst spricht der eine und der andere hört nur zu und nach der Hälfte der Zeit wird gewechselt. Am Anfang war es gar nicht so einfach, meine Wünsche zu formulieren. Und ich konnte auch gar nicht so lange über mich sprechen. Macht aber auch nichts. Dann schweigt man einfach mal miteinander und die vorher gesagten Worte wirken nach.«

Ich schweige schon mal los und lasse die Worte nachwirken. In jeder langjährigen Beziehung gibt es wahrscheinlich Themen, über die mal geredet werden könnte. Besser geht ja immer. Vielleicht schlage ich Marc das auch mal vor.

Den Rest des Abends verbringen wir zu viert im Wohnzimmer und sinnieren mit unseren Freunden über unsere nächsten Jahre. Über Reisepläne und wo wir leben wollen, über unsere Jobs und ob sie uns noch erfüllen. Je mehr wir über unsere Zukunft nachdenken, desto mehr kribbelt es in meinem Bauch. Und weil Marc und ich das jetzt auch immer mehr gemeinsam tun, wachsen wir als Paar noch viel mehr zusammen. Ich bin dankbar und glücklich.

Mitten in der Nacht wache ich auf und kann nicht wieder einschlafen. Es war nicht viel Alkohol, aber seit ein paar Jahren stört jedes noch so kleine Glas Wein meine Nachtruhe. Mir geht es nicht schlecht, ich finde nur einfach nicht wieder in den Schlaf. Ich glaube zu spüren, wie mein Körper mit dem Abbau der Giftstoffe zu tun hat. Und mein Kopf schaltet sich in solchen Nächten sofort an. Meine Gedanken kreisen um den gestrigen Abend. Britta und Jens wirkten so vertraut miteinander wie lange nicht mehr. Auch eine neue körperliche Nähe war zu spüren. Ob das alles nur von den intensiven Gesprächen kommt, von denen Britta mir erzählt hat?

Ich riskiere den Blick auf den Wecker. Es ist kurz nach vier. Mein Körper ist müde, mein Kopf hellwach. Mit einem leisen Seufzer

Tipp

Reden ist Silber, Schweigen ist Gold, sagt ein Sprichwort und da ist was dran. Miteinander reden hilft jeder Beziehung, gegenseitiges Zuhören noch mehr. Hör deinem Partner aktiv zu. Was will er dir sagen?

schleiche ich mich aus dem Schlafzimmer, schnappe mir mein Notizbuch und mache es mir im Wohnzimmer auf dem Sofa gemütlich. Seit meiner Auszeit am Meer schreibe ich wieder Tagebuch. Nicht täglich, aber doch vier- bis fünfmal in der Woche. Ich hatte das Bedürfnis, über meine Träume schreiben zu müssen. Wenn ich meine Träume und Sehnsüchte aufschreibe, beschäftige ich mich sehr intensiv damit. Ich schreibe ein paar Zeilen über gestern Abend.

»... so schön, die beiden wieder so verliebt zu sehen. Das macht sogar mich als Freundin glücklich und ich habe das Gefühl, dass die prickelnde Stimmung zwischen den beiden direkt ein bisschen abfärbt. Vielleicht schreibe ich Marc mal wieder einen Liebesbrief.« Ich überlege, wann ich den letzten Brief an meinen Lieblingsmann geschrieben habe, aber ich kann mich nicht erinnern. Asche auf mein Haupt!

Tipp

Schreib deinem Partner mal wieder einen Liebesbrief. Oder kleine Liebesbotschaften. Solche Liebesbekundungen stärken das Band zwischen dir und deinem Partner ungemein.

Meine Gedanken bleiben beim Brief hängen und ich schreibe ein paar Satzfetzen in mein Tagebuch. »... auch nach zwanzig Jahren liebe ich seine lachenden Augen, sein Strahlen und wie er sich begeistern und engagieren kann, wenn er für etwas brennt. Ich bin überglücklich, dass wir noch immer so vernarrt ineinander sind.« Der Mond scheint ins Fenster, er ist groß und rund. Vielleicht trägt er auch seinen Teil dazu bei, dass ich heute nicht schlafen kann. Ich grübele weiter über unser Sexleben. Es könnte schon auch einen kleinen Kick gebrauchen. Mir kommt eine Idee. »... wir schreiben uns eine Löffelliste« (siehe auch Kasten am Ende des Kapitels, Seite 144) »für unsere intimsten Wünsche. Ich beginne sie mit diesem Liebesbrief und dann kann Marc sie ergänzen. Oder auch etwas streichen, was er nicht will.« Solche Löffellisten sind wunderbar.

Ich lege das Tagebuch zur Seite und blättere in einer Zeitschrift. Mir springt ein kurzer Artikel ins Auge, der mit *Kopf über Herz* überschrieben ist. Eigentlich sollte es doch andersherum sein, meine Neugier ist also geweckt. Eine Übung für Langzeitverliebte wird angepriesen, wie spannend. Einer der beiden Partner soll sich entspannt auf den Rücken legen. Der andere legt nun seinen Kopf auf dessen Brust und lauscht dem Herzschlag seines Lieblingsmenschen. Die Umgebung muss natürlich ganz ruhig sein. Man soll einige Zeit so liegenbleiben und beobachten, wie sich der Herzschlag verändert. Wird er langsamer, weil ihr länger liegt? Oder ist das Herz aufgeregt, weil jemand lauscht?

Meinen Herzensmenschen den Rhythmus meines Herzens hören zu lassen und seinen Kopf auf meiner Brust zu spüren, muss wunderschön sein. *Eine Meditation zu zweit* wird diese Übung wohl auch genannt und mir fällt *Der kleine Prinz* ein: *Man sieht nur mit dem Herzen gut. Das Wesentliche ist für die Augen unsichtbar.*[9]

Ich merke, wie ich wieder schläfrig werde und lege die Zeitschrift zur Seite. »Gut, dass die Jungs sonntags bis mittags im Bett liegen«, denke ich beim Einschlafen und freue mich auf einen faulen Familiensonntag. Genauso wird er auch, wir hängen alle vier einfach nur ab.

Am Montagmorgen fahre ich gut gelaunt ins Büro und gehe auf direktem Weg in die Küche. Verträumt nehme ich mir eine Tasse aus dem Küchenschrank und gieße meinen Kaffee auf. Meine Kollegin Anna, die schon lange zu einer meiner liebsten Freundinnen geworden ist, sitzt schon an ihrem Schreibtisch. Sie hat schon einen kreativen Morgen hinter sich. »Du hast dir heute ja ein ganz besonderes Exemplar ausgesucht«, sagt sie und zeigt auf meine Kaffeetasse. Ich drehe sie um. *Liebe ist nur ein Wort, bis jemand kommt und ihm eine Bedeutung gibt.* Lachend stelle ich das Objekt der Belustigung auf dem Schreibtisch ab und gehe um die Schreibtische herum zu Anna. »Guten Morgen erstmal, Anna«, begrüße ich sie mit einer Umarmung. »Happy Monday«, erwidert sie und ich sehe, welche Tasse sie sich ausgesucht hat. *Montage sind nichts für Feiglinge.* »So schlimm?«, frage ich und Anna seufzt. »Dieses Projekt nervt mich. Immer wieder wirft der Kunde die Entwürfe über den Haufen. Darf ich vorstellen: Entwurf Nummer vier – wieder komplett neu. Allmählich gehen mir die Ideen aus.«

Ich werfe einen Blick auf ihren Bildschirm. »Was bitte sind Toypartys?« Anna zeigt mir die nächste Seite des Flyers und meine Augen werden immer größer. Sie klickt durch ihre Entwürfe »All die bunten Dildos und Sexspielzeuge kannst du dir und deinen Freundinnen auf einer Party bei dir zu Hause zeigen lassen.« Ich muss an unsere neue Löffelliste denken. »Ist doch eigentlich viel cooler als die Plastikdosenparty, die jeder kennt.« Mir kommt eine Idee. »Mach doch ein edles Buffet draus. Liebeskugeln auf dem Silbertablett quasi.« Anna macht sofort eine leere Seite auf. »Moni, das ist genial.« Voller Elan geht sie ans Werk und ich begebe ich mich in meinen täglichen Textdschungel. Im Kopf notiere ich mir schnell noch einen Punkt für die sinnliche Löffelliste »Ausgiebige Shoppingtour auf der Reeperbahn«.

Je mehr ich über Liebesbrief und Löffelliste nachdenke, desto besser gefallen mir beide Ideen. Ich brauche nur noch etwas Zeit, muss weiter darüber nachdenken und Ideen ergänzen. Aufs Schenken freue ich mich jetzt schon.

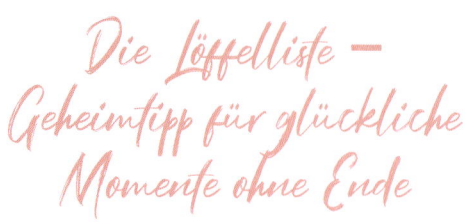

Die Löffelliste – Geheimtipp für glückliche Momente ohne Ende

Ihren Ursprung hat die Löffelliste im Blockbuster *Das Beste kommt zum Schluss*, inzwischen schon ein Filmklassiker.[10] Eine gesundheitliche Diagnose, die den beiden Hauptdarstellern nicht mehr viel Zeit lässt, veranlasst sie, eine Liste zu erstellen. All die Dinge, die sie unbedingt noch erleben wollen, bevor sie den Löffel abgeben, werden aufgeschrieben. Eine Löffelliste ist also eine Liste mit mindestens hundert Dingen, die du erlebt haben willst, bevor dein Leben vorbei ist.

1. EINFACH RUNTERSCHREIBEN

Schreibe einfach auf, was dir in den Sinn kommt. Was du immer schon mal ausprobieren oder lernen wolltest, wo du hinreisen oder wen du treffen willst. Die kritischen Stimmen in deinem Kopf ignorierst du dabei ganz bewusst. Diese Liste ist nur für dich, du darfst all deinen Träumen und Sehnsüchten freie Bahn lassen.

2. STELLE DIR FRAGEN

Was würdest du tun, wenn du einen Koffer voller Geld geschenkt bekämst? Was wolltest du als Kind werden? Tänzerin? Künstlerin? Pilotin? Wohin wolltest du immer schon mal reisen? Wenn Zeit keine Rolle spielen würde, was würdest du tun? Wen würdest du gern einmal persönlich treffen oder endlich mal wiedersehen? Was wolltest du immer schon lernen? Was würdest du mit deinem Partner oder deiner Familie gern mal erleben? In welchen

Momenten bist du besonders glücklich? Nimm dir Zeit und notiere alle Ideen – egal, wie verrückt sie dir auch erscheinen.

3. MACH EINE RICHTIGE LISTE DRAUS

Überleg dir, in welcher Form du deine Liste führen möchtest. In einem Notizbuch, an der Pinnwand, in digitaler Form oder wie auch immer. Wichtig ist, dass du sie immer wieder anschaust und sowohl ergänzen als auch abhaken kannst.

Eine Löffelliste ist also gar nicht so schwer zu erstellen. Es ist quasi eine Wunschliste oder auch eine To-Do-Liste für dein eigenes Leben. »If you can dream it, you can do it«, soll Walt Disney einmal gesagt haben. Alles ist möglich. Du wirst merken: Es ist ein wahnsinnig tolles Gefühl, einen Punkt auf dieser Liste abzuhaken und die nächsten Träume dazuzuschreiben.

BONUSTIPP

Setze Zeitlimits. Wähle ein paar Punkte aus, die du in den nächsten drei Monaten abhaken willst. Andere, die mehr Planung benötigen, nimmst du dir für die nächsten 12 Monate vor und manche Ziele dürfen auch eine Frist von drei Jahren bekommen.

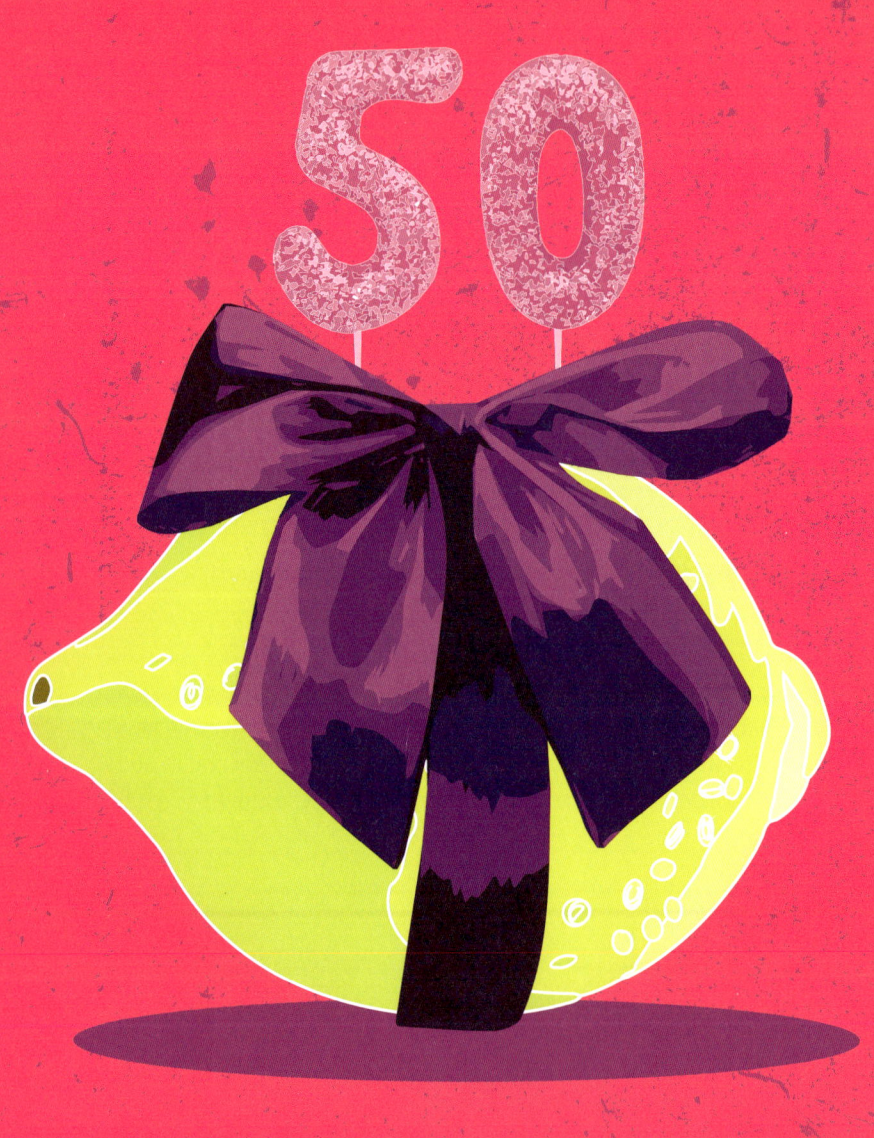

Das große Finale
oder
Endlich Fünfzig

Es ist Samstagmorgen. Ich recke und strecke mich in alle Himmelsrichtungen. Meine Hand gleitet auf die rechte Seite des großen Bettes und erfühlt eine zurückgelassene Bettdecke. Enttäuscht drehe ich mich wieder zur anderen Seite. Ich blinzle kurz, um zu sehen, ob schon helles Licht am Rollo vorbeischeint. Tut es. Mein im Zeitlupentempo wachwerdendes Gehirn registriert ungewöhnliche Geräusche. Irgendwer flüstert und tappst durch das Haus. Ein Lächeln verirrt sich in mein morgenmüdes Gesicht und mein Herz macht einen kleinen Glückshüpfer. Heute ist mein Geburtstag.

Ich bleibe noch liegen, eingekuschelt und voller Liebe für meine Lieblingsmenschen. Sie haben nicht nur einen Mammutplatz in meinem Herzen sicher, heute gehört ihnen auch ein Platz in meinem Dankbarkeits-Tagebuch. Falls ich überhaupt dazu komme, hineinzuschreiben!

Auf leisen Sohlen schleicht sich einer meiner Lieblingsmenschen die Treppe zum Schlafzimmer hinauf. In Zeitlupe wird die Tür aufgeschoben und ein nasser Haarschopf lugt vorsichtig um die Ecke. Aus dem Bett heraus strahle ich den Eindringling an. Es ist Tom, mein Großer. Tom ist nicht nur der Erstgeborene der Zwillinge, sondern tatsächlich auch der Größere. Drei Zentimeter sind es nur, die aber konsequent. Von der Geburt bis heute. Tom setzt sich auf die Bettkante, beugt sich zu mir und drückt mich fest. »Happy Birthday, Mama«, und schiebt direkt nach, »du darfst noch nicht ins Wohnzimmer kommen«.

Klar, dass ich am liebsten mit ihm zum Rest der Familie gehen würde, aber ich muss mich wohl in Geduld üben. Das versuche ich nun schon seit fünfzig Jahren, der Erfolg ist – naja, mittelmäßig, würde ich sagen.

Ich husche ins Bad und stelle mich unter die Dusche. Genüsslich lasse ich das warme Wasser über meinen fünfzigjährigen Körper laufen. »Was für ein Wahnsinnsglück ich doch habe«, schießt es mir durch den Kopf. »Seit einem halben Jahrhundert lebe ich nun schon auf dieser Welt, bin gesund und habe alles, was ich brauche. Meine Familie, meine Freunde, ein schönes Zuhause mit einer heißen Dusche.« Als ich die Dusche ausstelle, dringt das Lachen meiner Familie bis zu mir ins Bad. Zu gern würde ich wissen, worüber sie sich amüsieren, aber ich habe noch Wohnzimmerverbot. Also föhne ich mir in Ruhe die braun-grau-blonden Haare und fühle mich innerlich, als würde ich heute achtzehn werden.

Ich sehe in den Spiegel, nehme die Fältchen wahr, die scheinbar über Nacht schon wieder tiefer geworden sind, die Hängelider und alles, was noch so der Schwerkraft erliegt. Heute kann ich all das weglächeln. Just in dem Moment, als ich den Bauch einziehe, um meine Lieblingsjeans zuzuknöpfen, kommt Jonas ins Schlafzimmer. Ein kleines Grinsen huscht über sein Gesicht. »Herzlichen Glückwunsch zum Fünfzigsten, Mama. Wenn du willst, kannst du jetzt ins Wohnzimmer kommen.« Die Glückshormone springen umher und ich ahne plötzlich, wie sehr mir auch der körperliche Kontakt zu den Jungs fehlen wird, wenn sie nicht mehr bei uns wohnen. Kein Thema für heute, also bedanke ich mich und wir machen uns auf den Weg ins Wohnzimmer.

»Happy birthday to you, happy birthday to you, happy birthday, liebe Moni, happy birthday to you«. Wie ein kleines Kind sehe ich über beide Ohren grinsend in die Runde von Menschen, von denen ich die meisten nicht erwartet hatte. Aber ich liebe solche Überraschungen. »Ihr seid ja süß«, kann ich an dem riesigen Kloß im Hals irgendwie vorbeischieben. Marc kommt als erster zu mir, nimmt mich in den Arm und gratuliert mir. Ich verliere den Kampf gegen die Tränen und küsse ihn unter Beifall und Gejohle »meiner« Mädels, meiner Eltern und Lieblingsmänner. Die haben offensichtlich hinter meinem Rücken organisiert, dass Saskia, Britta, Yvonne und meine Eltern auch hier sind. Was für eine herrlich verrückte Bande ich um mich habe! Es wird gekichert und gelacht und ich bekomme einen kleinen Vorgeschmack auf den Beglückwünschungsmarathon, der mich heute Abend erwartet.

Ich stammle einige Dankesworte und werfe einen Blick auf unseren großen Esstisch. Eine riesige Torte mit einem großen, roten Herz und verdammt vielen Kerzen ist eingerahmt von bunten Luftschlangen und einem Frühstücksbuffet, das gut in jedes Fünfsternehotel passen würde. Das Kerzenauspusten ist gar nicht so leicht, Tom und Jonas sehen meinen hilfesuchenden Blick und retten mich.

Habe ich wirklich mal mit diesem runden Geburtstag gehadert? »Ab jetzt werde ich jeden Geburtstag wie ein Geschenk betrachten«, nehme ich mir fest vor und strahle in die Runde meiner Herzensmenschen. Ich genieße das ausgiebige Geburtstagsfrühstück, darf mich über Geschenke voller Liebe freuen und mich über die kleinen fiesen amüsieren, die zu jedem Fünfzigsten dazugehören und zumeist die herrlich ironische Ader der Schenkenden zeigen.

Als alle wieder weg sind, ziehe ich mich an meinen Schreibtisch zurück. Ich habe ein ganz besonderes Geschenk an mich selbst, an dem ich seit fünfzig Tagen arbeite. Heute wird es fertig. Ich nehme mein Notizbuch und schreibe lächelnd auf, was mir gerade in den Sinn kommt. Das war Punkt fünfzig. Fertig. Mit einem tiefen Glücksgefühl in meinem Bauch blättere ich zur ersten Seite zurück. In den letzten Wochen habe ich viel über mein Leben nachgedacht. Über die unzähligen schönen Erinnerungen aus den vergangenen fünfzig Jahren und natürlich über all das, was noch kommen darf. Und weil ich finde, dass ich jetzt, mit fünfzig, schon ein kleines Bisschen weise bin, habe ich aufgeschrieben, nach welchen Regeln … ich leben will. Vor genau fünfzig Tagen habe ich begonnen und täglich einen Punkt dazugeschrieben. So sind die fünfzig Punkte entstanden, die mir für mein zukünftiges Leben besonders wichtig sind.

Fünfzig Erkenntnisse einer Fünfzigjährigen

#1 Jede Stunde ist wertvoll

Ich bin mir der Endlichkeit meines Lebens bewusst geworden. Seitdem ich den Gedanken an meinen eigenen Tod zulasse, sind mir meine Tage sehr viel wertvoller geworden. Die Zeit, die ich habe, ist begrenzt. Was wäre ich doch für ein Dummkopf, würde ich sie vergeuden. Das heißt nicht, dass ich jeden Tag Angst habe, zu sterben.

Eher das Gegenteil ist der Fall: Ich erfreue mich meines Lebens und der vielfältigen Möglichkeiten, meine Zeit zu verbringen.

#2 Zweisamkeit ist ein Geschenk

Ein leeres Nest hat durchaus seine Vorzüge. »Dann kannst du jetzt endlich nackt durch die Wohnung tanzen«, hat eine jüngere Kollegin mit drei kleinen Kindern kürzlich zu mir gesagt, und wechselte dabei komplett die Farbe.

Wenn ich wollte, kann ich das bald. Oder essen, wann wir Hunger und worauf wir Appetit haben. Oder einfach mal wieder die Zweisamkeit genießen. Fast zwanzig Jahre mit Kindern sind eine lange Zeit. In mancherlei Hinsicht lerne ich meinen Mann gerade neu kennen. Wie aufregend!

#3 Mein Körper ist mein Tempel

In meinem Leben gab es eine einzige kurze Zeit, in der ich mich wirklich intensiv um meinen Körper gekümmert habe: meine Schwangerschaft. Ich fühlte mich verantwortlich für das neue Leben, das in mir wuchs und mir war klar, dass ich die beiden kleinen Wesen in mir optimal versorgen wollte.

Seit Beginn der Wechseljahre erinnert mich mein Körper regelmäßig daran, dass er mich braucht. Beharrlich zeigt er mir, wenn ich ihn nicht gut versorge und ich bin ihm sehr dankbar dafür. Auch dafür, dass er schon fünfzig Jahre lang ziemlich gut funktioniert. Ab jetzt werde ich mich gut um ihn kümmern. Jeden Tag.

#4 Nur noch, wer mir guttut

Es heißt, man sei der Durchschnitt der fünf Menschen, mit denen man die meiste Zeit verbringt. Auch wenn mein naturwissenschaftlich geprägter Kopf zum Nicken tendiert, ist mir das zu eng gefasst.

Natürlich hinterlassen die Menschen meiner Umgebung Spuren in mir, manche sogar sehr tiefe Spuren. Ihre Meinungen schleichen sich in mein Gehirn, ihr Verhalten kriecht in mein Herz und meine Gefühle zu ihnen in meine Seele. Deshalb suche ich inzwischen sehr sorgfältig aus, wen ich oft und dicht an mich heranlasse. Das ist Selbstfürsorge in meinen Augen.

#5 Fokus auf das Gute im Menschen

Jammern war noch nie mein Ding. Doch in den letzten Jahren hatte sich still und heimlich eine kleine Nörglerin in meinen Kopf geschlichen. Ich ertappte mich dabei, wie ich mich immer häufiger über alles Mögliche echauffierte, anderen Menschen gedanklich meine eigenen Maßstäbe überstülpen wollte. Manchmal auch nicht nur im Stillen.

Doch damit helfe ich niemandem, nicht mal mir selbst. Deshalb besinne ich mich (wieder) mehr und mehr auf das Gute, in jeder Situation und in jedem meiner Mitmenschen.

#6 Das berühmte Nein

Ich lerne immer besser »nein« zu sagen. Mein schlechtes Gewissen kommt bei den meisten Neins zwar noch immer sofort an Bord gehüpft, aber ich halte es mittlerweile aus. Es ist eine gute Instanz für mich, um zu prüfen, ob es ein echtes Nein war oder sich vielleicht nur mein kleiner Trotzkopf in den Vordergrund spielen wollte.

Mir zu erlauben, »nein« zu sagen, bringt mich weiter. Hin zu meinem eigenen Leben, so wie ich es leben will.

#7 Ich will Ja-Sager werden

Ich übe mich bewusst darin, »ja« zu sagen. Viele Jahre stand nicht ich selbst im Fokus meines Lebens. Das war rückblickend völlig in Ordnung so, ich hadere nicht damit. Mein erster Gedanke galt immer meinen Kindern, meiner Familie. Ging es ihnen gut, ging es mir gut. Mehr brauchte ich nicht. Nun leben meine Jungs mehr und mehr ihr eigenes Leben und ich freue mich, wieder mehr Ich in mein Leben zu lassen. Ich sage Ja zu mir selbst.

#8 Mein perfekter Tag

Wenn ich an einem Tag tun kann, was ich gern tue, was mich erfüllt und beglückt, ist der Tag schon ziemlich perfekt. Auch wenn es keine Steigerung von perfekt gibt, sind die Sahnehäubchen eines perfekten Tages die Treffen mit meinen Lieblingsmenschen und alles, was mir sonst noch guttut: lecker gesund essen, mich viel bewegen und zwischendurch die Seele baumeln lassen.

Mein oberstes Ziel ist daher jeden Morgen: mir meinen neuen perfekten Tag zu gestalten.

#9 Keine Hetze mehr

Es dauert immer länger als ich denke. Ich bin ein ungeduldiger Mensch, besonders mit mir selbst. Ambitionierte Ziele, ob in Sport oder Beruf, konnte ich mir schon immer gut setzen. Meist habe ich sie auch erreicht, doch in den allerseltensten Fällen in der Zeit, die ich mir als Ziel gesetzt habe.

Was ich mit dieser Erkenntnis mache? Mal sehen.

#10 Dankbar sein

Wenn ich aufschreibe, wofür ich dankbar bin, bin ich noch dankbarer als ohnehin schon. Ich führe mein Dankbarkeits-Tagebuch nicht durchgehend, dafür phasenweise sogar täglich. So ist es für mich am besten, habe ich festgestellt. Ich spüre genau, wenn wieder Zeit für mehr Dankbarkeit in meinem Leben ist.

Mich selbst auf diese Weise immer wieder zu erinnern, wie schön mein Leben jeden Tag ist, bringt mein Herz zum Lachen und mich zum Strahlen.

#11 Leichtes Gepäck

In meinem Leben habe ich über die Jahre immer mehr materielle Dinge angehäuft. Hier ein neues Gläserset, da ein Sportgerät oder neue Weihnachtsdeko. Vom überquellenden Klamottenschrank ganz zu schweigen.

Mit der Rückschau auf meine ersten fünfzig Jahre und dem Träumen in die zweite Lebenshälfte wurde das Fragezeichen hinter dem »Brauche ich das alles wirklich?« immer größer. Seitdem lasse ich mehr und mehr los. Auch Dinge.

#12 Morgenroutine

Mein Morgen beginnt mit einer großen Tasse Earl Grey und meinem Tagebuch. Mindestens fünfzehn Minuten gönne ich mir jeden Morgen, um meine Gedanken aus dem Kopf und aufs Papier zu bringen und mich so zu fokussieren. Dann steht Bewegung auf dem Plan. Mein Sportprogramm: mal schweißtreibend und mal Übungen aus Pilates oder Yoga, um meinen Körper wieder flexibler zu machen. So starte ich in meinen Tag: Mit aufgeräumtem Kopf und dem guten Gefühl, auch meinem Körper schon etwas Gutes getan zu haben.

Natürlich gibt es auch die anderen Tage, an denen ich meine morgendliche Me-Time nicht auf die Reihe bekomme. Doch inzwischen sind das die Ausnahmen. Deshalb kann ich großzügig darüber hinwegsehen und mich einfach auf meinen nächsten Morgen freuen.

#13 Kraftorte

Kreativität ist ein wichtiger Teil, wenn nicht neben der Liebe sogar die Essenz meines Lebens. Wie kreativ ich bin, hängt auch und oft sogar sehr stark von meiner Umgebung ab. Schreiben kann ich an unterschiedlichsten Orten. Doch wenn ich in die Tiefen meiner Seele abtauchen will, um wirklich kreativ zu schreiben, muss ich raus. Raus aus dem Trubel.

Je einsamer und ursprünglicher die Natur um mich herum ist, desto mehr spüre ich. Die Kraft der Natur. Und mich. Dann werde ich zur Künstlerin und wirklich lebendig.

#14 Schon immer so gemacht? Nix da.

Ich mache mich mehr und mehr frei von überholten Denkmustern und veralteten Normen. Groß und vor allem querdenken, den Geist schweben und der Fantasie freien Lauf lassen – herrlich erfüllend ist das für mich.

Je größer der Dachschaden, desto freier der Blick auf die Sterne, sagt man. Wenn andere denken, dass ich spinne, genieße ich einfach den Blick in die fernen Galaxien voller funkelnder Sterne und geheimnisvoller Planeten. Kann ich wärmstens empfehlen.

#15 Werte finden

Je älter ich werde, desto mehr denke ich über die Gesellschaft nach, in der ich lebe. Schon für die Erziehung meiner Kinder war es mir (und uns) wichtig, welche Werte wir ihnen vermitteln wollen. Über diese weitergegebenen Werte gestalten wir das zukünftige Miteinander in unserem Land und in der ganzen Welt mit.

Ich erkenne immer mehr, wie wertvoll Freiheit ist. Freiheit im Denken, Lernen, Handeln und Sein. Mitgefühl, Toleranz, Großzügigkeit und natürlich die Liebe stehen ebenfalls ganz oben auf der Liste meiner wichtigsten Werte. Meine Werte zu finden und in jeder Hinsicht zu leben, ist meine Verantwortung für die Gesellschaft.

#16 Das größte Geschenk ist das Geben

»Wie man in den Wald hineinruft, so schallt es heraus.« Jeder kennt diesen Spruch, den die Generation unserer Großmütter meist verwendet hat, wenn man für etwas, das nicht in Ordnung war, die Retourkutsche serviert bekam. Doch auch im positiven Sinn stimmt diese Aussage, die Wissenschaftler das Gesetz der Reziprozität nennen. Alles, was wir geben, kommt irgendwann zurück. Zugegeben, manchmal dauert es etwas länger.

Ich ertappe mich hin und wieder dabei, wie ich auf ein Gegengeschenk warte. Wenn ich an dich denke, musst du doch auch an mich denken. So ein Quatsch! Und wenn ich ganz ehrlich zu mir selbst bin, vergesse auch ich manchmal das Gegengeschenk. Sogar, wenn ich es mir fest vorgenommen hatte. Dann kam irgendwie das Leben dazwischen.

#17 Vergleichen ist ein zweischneidiges Schwert

Es gibt immer jemanden, der schneller ist als ich oder noch besser kann, worin ich denke, schon ganz gut zu sein. Wenn es für mich Ansporn ist, mich mit diesen Menschen zu vergleichen, ist alles gut. Schnell führen solche Vergleiche aber zu Frustration und sind damit nur eins: reine Energieverschwendung. Es spielt keine Rolle, was andere in welcher Zeit erreicht haben. Wichtig ist nur, wo ich hinwill und was mein nächster Schritt ist.

#18 Mein Leben. Meine Story.

Je älter ich werde, desto mehr denke ich über mein Leben nach. Nicht über die vergangenen Jahre, für die bin ich einfach nur dankbar. Ich überlege mir, wie ich mein Leben leben will. Was ich lernen und ausprobieren will, womit ich meine Zeit verbringen will. Und ich denke nicht nur darüber nach, sondern schreibe es auf.

Je häufiger und intensiver ich meine Wünsche, Träume und Sehnsüchte reflektiere und sie niederschreibe, desto mehr gestalte ich mein Leben zu meinem Traumleben. Fast automatisch. Ich schreibe die Story meines Lebens selbst. Das funktioniert wirklich.

#19 Meine neue Gelassenheit

Was man macht oder nicht macht, ist mir schnurz. Von Jahr zu Jahr mehr. Die Regeln und Grenzen der anderen sind deren Regeln und Grenzen, nicht meine. Dazu stehe ich und inzwischen kann ich es auch sagen. Die eine oder andere Freundin habe ich damit auch schon zum Nachdenken gebracht.

Es macht das Leben so viel schöner und spannender, sich nicht durch überholte Denkmuster oder gesellschaftliche Konventionen zu begrenzen. Auch wenn die Nachbarn reden, na und?

#20 Fehler müssen sein

Fehler zu machen war mir früher unglaublich peinlich. Ich wollte sie um jeden Preis vermeiden und wenn mir doch mal einer unterlaufen war, hätte ich ihn am liebsten vertuscht. Heute erlaube ich mir, Fehler zu machen, also falsche Entscheidungen zu treffen. Seitdem treffe ich Entscheidungen viel leichter, weil ich keine Angst mehr vorm Versagen habe. Wenn ich mich auf neues Terrain begebe, sind Fehler doch vorprogrammiert.

Wenn ich wachsen und Abenteuer erleben will, muss ich mich in neue Gefilde wagen. Mein Traumleben funktioniert nicht ohne Fehltritte. Ich wachse daran.

#21 Der richtige Treibstoff

Meine Nahrung gibt mir Energie. Oder auch nicht. Das merke ich, jeden Tag. Esse ich gesund und nahrhaft, habe ich viel Power und einen wachen Geist. Ich weiß also, welche Lebensmittel mir guttun und welche nicht. Aber die Verführung lauert an jeder Ecke, es ist nicht leicht, zu widerstehen.

Um all meine Träume zu leben, brauche ich jedoch den richtigen Treibstoff, für ordentlich Power, einen fitten Körper und klaren Kopf – noch viele, viele Jahre lang. Aus diesem Grund habe ich meine Ernährung im Fokus.

#22 Bücher sind Lebenselixier

Seitdem ich lesen kann, lese ich. Ich liebe es, fremde Galaxien zu erforschen, exotische Abenteuer zu erleben und dabei in meinen Gefühlen zu ertrinken. Wenn das Herz vor Aufregung klopft oder ich spüre, wie meine Endorphine vor lauter Verliebtheit hüpfen, dann weiß ich: Bücher sind magisch.

Doch nicht nur die Belletristik hat es mir angetan, auch Biografien und Sachbücher sind meine ständigen Begleiter. Ohne kann ich mir nicht vorstellen.

#23 Pillen schlucke ich nur im Notfall

Ich bin sehr dankbar, in einem hochentwickelten Land zu leben. Bei Unfällen, chronischen Krankheiten oder in einer Pandemie medizinisch versorgt werden zu können, ist eine der größten Errungenschaften der Menschheit. Wenn ich aber sehe, wie viele Menschen bei den kleinsten Problemchen in die Apotheke laufen oder sich prophylaktisch täglich eine ganze Sammlung von Vitaminen in Pillenform einwerfen, bin ich immer wieder erschrocken.

Aus eigener Erfahrung weiß ich, dass in unserem Körper durch Ernährung und Stressabbau viel mehr als wir denken reguliert werden kann. Meine Prämisse wird immer bleiben: Ich kläre immer erst mit Arzt oder Heilpraktiker ab, was ich wirklich wie lange brauche und schlucke so wenige Medikamente wie nötig.

#24 Ich will nicht, dass Tiere gequält werden

Vor mehr als zehn Jahren habe ich aufgehört, Fleisch zu essen. Auslöser war, wie sollte es anders sein, ein Buch. In *Tiere essen*[11] ist der amerikanische Philosoph Jonathan Safran Foer der Frage nachgegangen, ob er seinem Kind guten Gewissens Fleisch zu essen geben kann. Er durchleuchtete das Thema als einer der ersten von allen Seiten und zeigte bildhaft, wie heutzutage Fleisch produziert wird.

Mit der Umstellung auf vegetarische Ernährung habe ich eine kulinarische Vielfalt auf unsere Teller geholt, wie wir sie zuvor nie hatten. In großen Abständen gibt es eine Fischmahlzeit, aber Fleisch habe ich seit der Lektüre dieses Buches nie wieder angerührt. So soll es bleiben.

#25 Ich weiß viel zu wenig von dieser Welt

Die Schönheit der Natur, die Geschichte der Menschheit, die Kultur fremder Völker – es gibt so vieles zu entdecken. Ich habe mir vorgenommen, mein Leben mehr reisend zu leben.

Dafür werde ich so einiges aufgeben müssen, doch ich bin mir sicher: Mein Leben wird reicher werden.

#26 Nichts ist schwarz/weiß

Ich habe gelernt, dass es nie nur schwarz und weiß gibt. Meist liegt die Wahrheit dazwischen, irgendwo zwischen den Polen ist der goldene Weg zu finden. Die Ernährung ist ein klassisches Beispiel. Wenn wir auf alle Wissenschaftler und zusätzlich auf die selbsternannten Gurus hören wollten, könnten wir gar nichts mehr essen.

Also denke ich nach, hinterfrage immer wieder und suche ich mir meinen eigenen Weg – nach bestem Wissen und Gewissen. Der ist übrigens auch niemals grau, sondern kunterbunt.

#27 Ich brauche kein Fitnessstudio

Früher war ich regelmäßig im Fitnessstudio, an den Geräten und in Kursen. Heute schätze ich Training, das ich überall absolvieren kann. Ob zu Hause, in der Natur oder sogar auf Reisen. Krafttraining mit dem eigenen Körpergewicht oder mit kleinen Hilfsmitteln, Walken oder Laufen für die Ausdauer und Pilates oder Yoga für die Beweglichkeit. Wenn ich Anleitungen haben möchte, trainiere ich mit Apps oder Youtube-Videos. Oder in betreuten Online-Workouts.

Ganz, wie ich gerade mag. Ich liebe es einfach, unabhängig zu sein, meine Freiheit zu haben. Auch beim Sport.

#28 Nur dann kämpfen, wenn es wichtig ist

Das Leben ist zu kurz, um permanent zu kämpfen. Da ich schon immer am liebsten in Harmonie mit meinen Mitmenschen lebte, habe ich nie viel gestritten. Ob mit Nachbarn, Kollegen, dem eigenen Partner oder im Straßenverkehr – man könnte ständig kämpfen. Die meisten Konflikte im Alltag sind jedoch überflüssig. Sie bringen niemanden weiter und kosten nur Energie.

Aber eins weiß ich ganz sicher: Wenn mir etwas wirklich wichtig ist, kann ich kämpfen wie eine Löwin. Und das mache ich dann auch.

#29 Umwelt

Es tut mir heute von Herzen leid, dass ich meinen Kindern und ihrer gesamten Generation eine kaputte Erde hinterlasse. Auch wenn es nicht hilft, ich gebe es zu: Auch ich bin schuld am schwindenden Regenwald, aussterbenden Tierarten und den Vögeln, die am Plastikmüll in ihren Mägen verenden.

Das Geringste, was ich tun kann, ist, mich jeden Tag zu fragen, wie ich selbst heute der Umwelt etwas Gutes tue. Oder ihr wenigstens nicht weiter schade.

#30 Glück verpflichtet

Ich habe nichts dafür getan, in diesem Land geboren zu werden und hier leben zu dürfen. Ich hatte einfach Glück. Die meisten anderen Menschen auf der Welt haben nicht so viel Glück. Das war mir schon immer klar und mit zunehmendem Alter wird mir immer stärker bewusst, wie große die Schere zwischen uns und den anderen wirklich ist.

Wenn ich für Menschen in Not spende, mich ehrenamtlich engagiere oder die Obdachlosenzeitung kaufe, mache ich es nicht nur, weil ich mich gut dabei fühle: Ich finde, ich bin verpflichtet zu helfen.

#31 Meine Waage brauche ich nicht mehr

Lange genug habe ich mich mit den Zahlen auf der Waage herumgequält. Damit ist seit einigen Monaten Schluss. Die Waage hat mich noch nie weitergebracht, im Gegenteil: Sie macht schlechte Laune, gibt mir das Gefühl des ständigen Versagens und wird nie meine Freundin werden. Daher gehen meine Waage und ich seit einiger Zeit getrennte Wege.

Ob die Pölsterchen mehr werden oder die Muckis nicht mehr gegen die Schwerkraft ankommen, merke ich auch so. An der Lieblingsjeans genauso wie beim Bikini-Spiegel-Check.

#32 Frische Lebensmittel

Clean Eating heißt ein Trend, dessen Anhänger ausschließlich cleane, also frische Lebensmittel für ihr Essen verwenden. Ich bin großer Fan davon, aus mehreren Gründen: Frische Lebensmittel haben die meisten Vitalstoffe und halten mich daher am besten gesund und fit. Sie enthalten keine Zusatzstoffe, die im Labor hergestellt werden und meinem Körper keinerlei Mehrwert liefern. Ich bekomme sie (fast immer) unverpackt und vermeide so unnötigen Plastikmüll.

Frisch wird daher immer meine erste Wahl sein.

#33 Regional und saisonal

Wo wir schon bei der frischen Nahrung sind: Was auch in unseren Gefilden wächst, muss für mich nicht um die halbe Welt gekarrt werden. Den Punkt mit der Umwelt hatte ich ja schon. Dann kann ich zwar im Winter keine Erdbeeren essen, dafür genieße ich sie im Sommer umso mehr.

Geschmacklich gewinnen die heimischen Früchte, am besten selbst geerntet, sowieso immer.

#34 Der Bauch hat doch recht

Verstand und Bauch oder Hirn und Herz – meine sind sich oft nicht einig. Das ist gut so, sie dürfen miteinander diskutieren. Eines habe ich rückblickend je doch glasklar festgestellt: Die besten Entscheidungen hat immer mein Bauch getroffen, meine Intuition. Mit den Jahren hatte sich mein Verstand jedoch mehr und mehr in den Vordergrund gespielt. Klar, er hat durch das Leben auch dazugelernt und seine Argumente sind inzwischen brillant.

Und doch lasse ich ganz bewusst dem Bauch das letzte Wort. Immer öfter.

#35 Faultiere sind schlaue Tiere

Wer wenig Energie hat, kann nicht durchs Leben rennen. Das beste Beispiel sind Faultiere. Ihre Geschwindigkeit ist an ihr Energielevel angepasst. Ihre Höchstgeschwindigkeit liegt bei 1,9 km/h und sie versuchen gar nicht erst, schneller zu sein. An Tagen, an denen meine Akkus ziemlich leer sind, würde ich das Wettrennen mit einem Faultier wohl gerade noch gewinnen. An solchen Tagen das Pensum eines Hochleistungssportlers zu absolvieren, ginge jedoch definitiv nach hinten los. Kann ich aus eigener Erfahrung bestätigen.

Also begebe ich mich besser direkt in den Faultiermodus und gönne mir Pausen, wenn ich mal wieder wenig Power habe.

#36 Tracking ohne Druck

Abgesehen von der Waage und den Kalorien bin ich ein Zahlenmensch. Daher stehe ich total auf Trackinguhren und die dazugehörigen Apps. Zu sehen, wo ich stehe und wie sich meine Werte verbessern, wenn ich trainiere, finde ich großartig. Doch ich habe gemerkt, dass mich das Tracking immer wieder auch stresst. Ich gerate automatisch in einen Leistungsdruck, der mir gerade beim Sport nicht immer guttut.

Daher wechsle ich seit einiger Zeit zwischen Trackingphasen und Zeiten, in denen ich sportle oder laufe, wie mir gerade der Sinn steht.

#37 Ganz neue Fitnessziele

Seitdem mein Körper nicht mehr alle Ausrutscher problemlos repariert und kaschiert, hat sich meine Einstellung zur Fitness geändert. Wo früher klar das Ziel des durchtrainierten Körpers stand (der Waschbrettbauch ist bis heute ein Traum geblieben), geht es mir heute ums Fitwerden und -bleiben. Ich sehe Menschen, die schon in den Sechzigern stark in ihrer Bewegung eingeschränkt sind und andere, die mit Mitte Siebzig fitter sind als ich es je war.

Ich weiß, zu welcher Gruppe ich gehören möchte.

#38 In tiefer Freundschaft zu meinen Hormonen

Hormone mischen überall mit. Genau genommen sitzen sie sogar ganz oben, in der Chefetage. Sie sind Helden, die in meinem Körper wahre Wunder vollbringen. Gewürdigt werden sie dafür nie. Im Gegenteil: Sie müssen für alles herhalten, was gerade nicht gut läuft, ob physisch oder mental.

Ich habe beschlossen, sie als meine Freunde zu sehen und mich um sie zu kümmern. Wir bereichern uns jetzt gegenseitig. Sozusagen.

#39 Ich werde Hippie

Ungefähr zweimal im Jahr blättere ich durch eine Modezeitschrift. Ich sehe mir an, welche Farben und Muster gerade en vogue sind und wie lang die Röcke sein sollen. Nein, so richtig war Mode noch nie mein Ding. Und da ich schon lange in einer lockeren Agentur arbeite, hat sich meine Garderobe nach und nach gewandelt.

Bequem steht im Vordergrund. Etwas frech und sexy darf sie trotzdem sein, in Formen und Farben, aber die aktuellen Trends sind mir ziemlich schnuppe. Ich glaube, ich werde Hippie.

#40 Meditation geht auch anders

Als ich vor fünfzehn Jahren meine ersten Meditationsversuche startete, bin ich kläglich gescheitert. Stillsitzen und maximal meine Atemzüge zählen, konnte mein unruhiger Geist nicht. Ganz losgelassen hat mich das Thema Meditation trotzdem nie und heute bin ich darüber sehr froh. Denn ich habe gelernt, dass es viele Arten von Meditation gibt.

Beispielsweise Gehmeditationen, Schreibmeditationen oder sehr emotional geführte Meditationen, die alle wunderbar zu mir passen.

#41 Ich will Lachfalten

In letzter Zeit fallen mir verstärkt Portraitfotos alter Menschen in den Blick. Ich mag die Gesichter voller Furchen und Falten, sehe sie mir gern an. Sie spiegeln das Leben der Menschen, erzählen Geschichten aus vielen Jahrzehnten. Dann überlege ich mir, wie mein Gesicht aussehen soll, wenn ich hundert bin.

Eines kann ich sicher sagen: Ich will Lachfalten haben. Daran arbeitete ich jetzt. Jeden Tag.

#42 Ich schreibe, also bin ich

Als Texterin ist es wohl nicht überraschend, dass auch das Schreiben einen Platz in diesen fünfzig Bekenntnissen meines Lebens findet. Doch in diesem Fall geht es nicht um das Verfassen von Texten, um Produkte zu verkaufen. Wenn ich frei heraus schreibe, was mich bewegt und mich auf Gedankenexperimente einlasse, eröffnet sich mir eine ganz neue Welt. Der Trick dabei ist, sich überhaupt nicht zu begrenzen und das Geschriebene nicht zu bewerten.

Wer schreibt, denkt tiefer. Besonders über sich selbst.

#43 Fragen kostet nix

Nach dem Weg zu fragen, war noch nie ein Problem für mich. Zu sagen »Das weiß ich nicht«, ebenso wenig. Doch aktiv um Hilfe zu bitten, ist mir schon immer schwergefallen. Dabei helfen eigentlich alle Menschen gern. Ich ja auch.

Also übe ich mich mehr und mehr darin, nach Unterstützung zu fragen, wenn ich sie gut brauchen könnte.

#44 Meine Lieblingsmenschen

Für meine Lieblingsmenschen würde ich alles tun. Ich vertraue ihnen zu hundert Prozent und bin überglücklich, sie in meinem Leben zu haben. Deshalb genieße ich jede Minute mit ihnen und lasse mich dabei durch nichts ablenken.

Alles andere kann warten, denn die Zeit mit den Menschen, die ich am meisten liebe, ist mir die wertvollste überhaupt.

#45 Einatmen. Ausatmen.

Wenn mein Leben sich mal wieder überschlägt, weil ich zu viel gleichzeitig will, hilft als erstes immer am besten: Augen schließen. Tief einatmen und ausatmen. Mindestens zehn Mal.

Dann das ganze Chaos mit etwas Abstand betrachten und sortieren. Vielleicht auch aussortieren. Und immer wieder atmen.

#46 Allein lässt Flügel wachsen

Obwohl ich eher zu den ruhigen Menschen gehöre, habe ich meine Lieblingsmenschen doch einfach gern um mich. Am liebsten alle auf einmal. Allein war ich noch nie gern. Doch ich habe erfahren dürfen, dass eine Zeit, in der ich nur für mich bin, mich sehr bereichern und sogar beflügeln kann.

Deshalb habe ich beschlossen, mich immer mal wieder auf ein Allein-Abenteuer einzulassen. Um mich selbst noch besser kennenzulernen.

#47 Mit Vergnügen

Wie oft in meinem Leben habe ich spontane Ideen regelrecht abgewürgt, weil ich gerade etwas Unaufschiebbares zu tun hatte! Hätte ich doch bloß … hätte, hätte, Damentoilette. Ab sofort gilt für mein Leben: Wenn die spontane Idee verlockend klingt, gibt es keine Ausrede mehr.

Weil mehr Vergnügen mehr Lebensfreude bedeutet. Alles andere kann warten.

#48 Back to the roots

Die schönsten Familienurlaube waren die inmitten der Natur. Ich habe sie geliebt, unsere Rad- und Kanutouren. Kein Spielzeug, keine Ablenkung, nur wir und die Natur. Was uns früher als Familie richtig gutgetan hat, entdecke ich auch mehr und mehr für mich selbst.

Ich tanke Kraft, ich atme Frische und ich erde mich irgendwie, wenn ich im Wald, auf der Wiese oder am Meer bin. Das gute, einfache Leben. Im Einklang mit der Natur. Mehr geht nicht.

#49 Mein persönlicher Jungbrunnen

Jung zu bleiben heißt für mich, beweglich zu sein. Körperlich, das ist klar, aber ganz besonders auch im Kopf. Deshalb sind Bücher ein Lebenselixier für mich, aber auch Gespräche mit Menschen, die anders leben und ticken als ich – durch kulturelle Unterschiede, verschiedene Interessen oder einfach, weil sie einer anderen Generation angehören.

Dazu passend bin ich ein Lernjunkie und werde es wohl auch immer bleiben. Das habe ich mir zumindest fest vorgenommen.

#50 Nur die Liebe zählt

Was wirklich zählt im Leben ist, wie gut ich andere Menschen sehe, wie gut ich zuhöre, wie gut ich mich ihnen gegenüber verhalte, wie viel Liebe ich schenke. Let's spread love! More love.

Am Ende wird alles gut, hätte ich fast noch ergänzt. Doch eigentlich ist alles gut, so wie es ist. Außerdem werde ich heute noch nicht einundfünfzig, also habe ich keinen Punkt mehr zu füllen. »Vielleicht schreibe ich an jedem zukünftigen Geburtstag einen weiteren Punkt dazu«, denke ich und klappe das Buch zu. Ich binde eine leuchtend gelbe Schleife darum, schlendere vergnügt ins Wohnzimmer und lege mein ganz persönliches Buch der Lebensweisheiten zu den anderen Geschenken. Dann werfe ich einen kurzen Blick ins Schlafzimmer, in dem mein neues kleines Schwarzes auf seinen großen Auftritt wartet. In wenigen Stunden ist es soweit.

Ich frage Marc, ob er Lust auf einen Spaziergang hat. Hat er tatsächlich, oder er tut mir den Gefallen, weil heute mein Geburtstag ist. Wie auch immer, kurz darauf streifen wir durch den nahegelegenen Wald. Die noch tiefstehende Frühlingssonne blinzelt durch die Bäume und wärmt sogar schon mein Gesicht, als ich in einem Sonnenstrahl kurz stehenbleibe. Das zarte Grün der Laubbäume beginnt zu sprießen und der Duft der Frühlingsblüher erfüllt die Luft. Am Waldrand strahlen die Forsythien mit ihrem fröhlichen Gelb. Marc legt seinen Arm um mich und ein Weilchen spazieren wir schweigend durch die Natur. »Wie geht es dir denn heute mit deiner Fünfzig?«, will er wissen. »Hast du dich inzwischen mit ihr versöhnt?«. Ich freue mich immer, wenn mein Lieblingsmann solche Fragen stellt, weil ich gemerkt habe, wie gut es tut, über das zu sprechen, was mich beschäftigt. »Ja, das habe ich. Ich bin sogar sehr, sehr glücklich heute, denn ich habe einen Entschluss gefasst.« Marc schaut mich interessiert an und wartet. »Ich habe beschlossen, hundert zu werden.« Meinem Mann entgleitet ein kleines Lachen. »Entschuldige, das war kein Auslachen, Moni. Eher ein freudiges Lachen, also ich freue mich über deinen Entschluss.«, stammelt er sich zurecht. Ich ziehe grinsend meine linke Augenbraue hoch. »Soso. Hauptsache, dir ist bewusst, wie alt du dann werden musst!« Marc atmet hörbar tief ein und lässt die Luft durch die Zähne zischen. »Hui, da habe ich ja noch was vor mir.« Ich lache laut auf. »Fünfzig Jahre halt, mein Schatz!« Noch ein bisschen enger umschlungen stolpern wir den Waldweg entlang und hängen unseren Gedanken nach.

»Heute startet sie also, die zweite Hälfte meines Traumlebens und ich werde sie mir so gestalten, wie ich es will. Reisen, schreiben, lieben und lachen.«, denke ich so vor mich hin. Ein Kuckuck ruft dazwischen fröhlich nach seiner Gefährtin und ich bin happy, meinen Partner fürs Leben vor langer Zeit schon gefunden zu haben.

Den Nachmittag verbringen wir gemütlich zu Hause. Ich schaue mir meine Geschenke an und lese liebevoll ausgesuchte und geschriebene Karten. Auf Yvonnes Karte steht ein PS: Falls du wissen willst, wie viele tolle Jahre du höchstwahrscheinlich noch vor dir hast: 7jahrelaenger.de/7jl/unsere-rechner.

Na, und ob ich das will. Schnell schalte ich das Tablet an und öffne diese Website. Erst muss ich mein Geschlecht eingeben, dann mein Geburtsjahr. Nun werde ich gefragt, wie alt ich meiner Meinung nach werde. Die Antwort ist ja klar. Ich tippe die hundert. Dann spuckt der Rechner das Ergebnis aus. »Sehr optimistisch, aber nicht unmöglich. Ihre durchschnittliche Lebenserwartung beträgt 88,3 Jahre.«

Also mal angenommen, ich erreiche die achtundachtzig Jahre, die die durchschnittliche Lebenserwartung aller jetzt fünfzigjährigen Frauen in Deutschland darstellen. Dann hätte ich ab jetzt noch achtunddreißig Jahre vor mir. Super Aussichten, finde ich. Doch es geht noch weiter: Mit fünfzigprozentiger Wahrscheinlichkeit erreiche ich ein Alter von neunzig Jahren, wird mir prognostiziert. Und ich habe sogar eine zehnprozentige Chance, wirklich hundert Jahre alt zu werden. Oh, ich werde heute Abend auf die nächsten fünfzig Jahre trinken – mit allen meinen Freunden, die mit mir darauf anstoßen wollen.

Ein Blick auf die Uhr verrät mir, dass es Zeit wird, mich allmählich für den Abend fertigzumachen. Ich drehe das Wasser für die Badewanne auf, schlendere ins Schlafzimmer und streiche gedankenverloren über mein neues kleines Schwarzes, das auf seinen großen Auftritt wartet. Nach einem ausgiebigen Bad verwöhne ich meinen Körper mit der neuen Bodylotion, die die Mädels in ihre, oder besser gesagt, in meine riesige Wohlfühlgeschenkebox gepackt haben. Ein herrlich frischer Duft nach spritziger Limone steigt mir in meine Nase. Ich werfe den Föhn an und versuche, meine frisch blondierte Mähne in Form zu bringen. Nach einigen erfolglosen Versuchen wuschle ich sie dann doch einfach durch und lasse die Haare, wie sie nun mal sind. »Ich wollte doch Hippie-Feeling«, denke ich und lächle meinem Spiegelbild zu. Etwas Make-up und leichte Smokey Eyes dürfen heute dazu. Auf dem Weg vom Bad ins Schlafzimmer rufe ich den Männern zu, dass es bald losgeht.

Während ich mich in mein neues Kleid werfe, etwas schlichten Schmuck anlege, sämtliche Handtaschen und Schuhe durchprobiere und dabei immer wieder auf die Uhr schiele, klingt tiefes, fröhliches Männerlachen durch die Badezimmertür. Mir wird wieder einmal bewusst, wie glücklich ich mich schätzen kann, eine so tolle Familie zu haben. Und noch etwas schießt mir erneut in den Kopf: Die Jungs sind groß und selbstständig. Für mich bricht jetzt eine neue Lebensphase an. Ich freue mich immer mehr darauf.

Eine halbe Stunde später höre ich ein freches »Kann's endlich losgehen, Geburtstagskind?«. Jonas, Tom und Marc stehen geschniegelt und gestriegelt im Flur und warten auf mich. Unter einigen Wows und Pfiffen meiner kleinen Fanbase stolziere ich ihnen entgegen und hole mir einen Kuss von Marc ab.

Mein Herz klopft jetzt schon wie wild. Mein neues spritziges Leben beginnt. »Na, dann los, Männer – auf zur großen Party!«

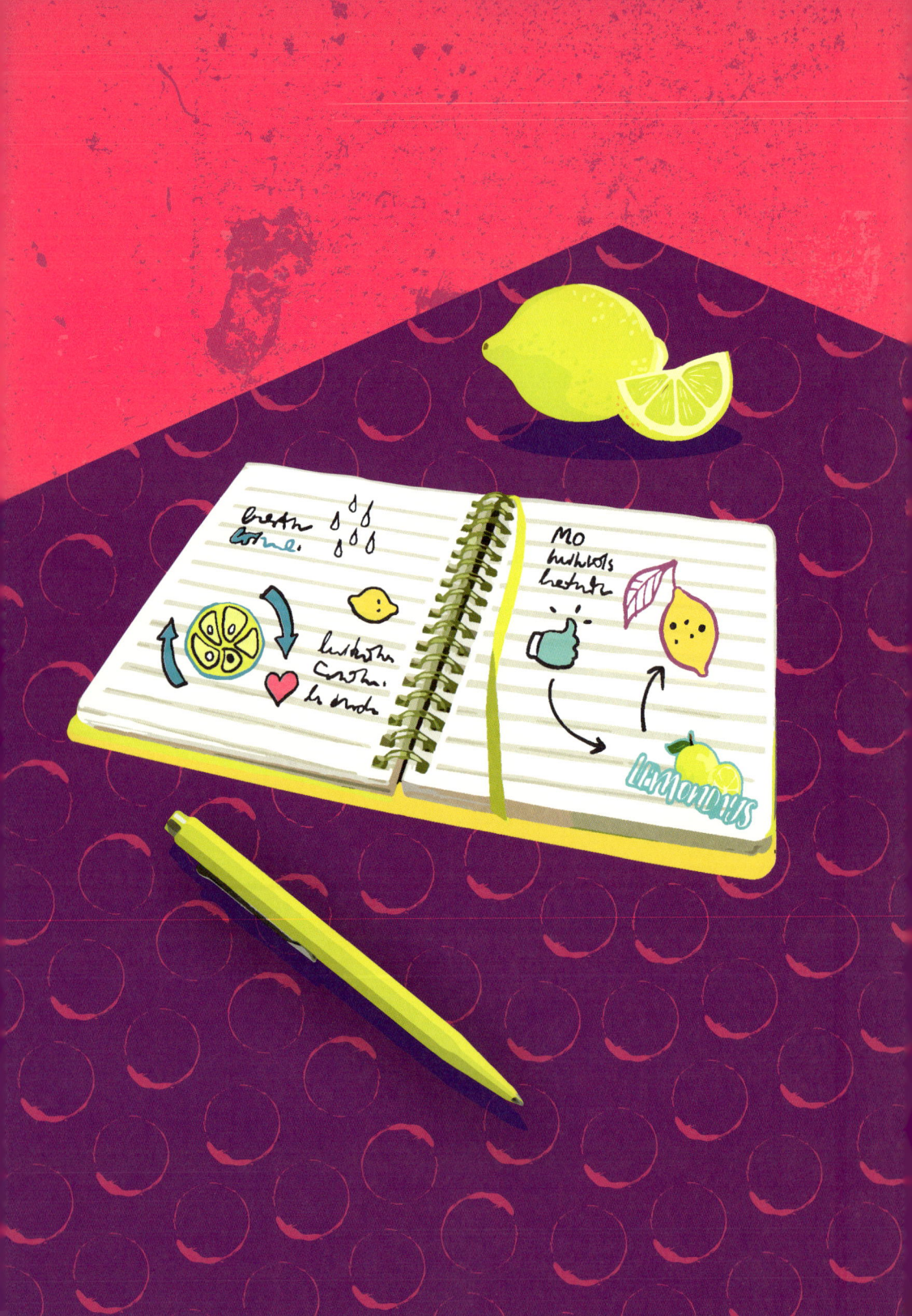

Epilog: Wenn das Leben dir Zitronen schenkt

Acht Jahre zuvor sagte meine Gynäkologin, den Blick auf meine Laborwerte gesenkt, einen entscheidenden Satz: »Eigentlich sind Sie schon so gut wie durch«. Ich verstand nicht, was sie meinte. Wir hatten mit einem Bluttest checken wollen, ob ich einen Vitalstoffmangel habe, weil ich mich ständig müde und antriebslos fühlte. »Durch die Wechseljahre«, beantwortete die junge Ärztin meine unausgesprochene Frage und zeigte auf den Laborbericht. Mein Kiefer klappte nach unten. Ich war gerade 42 Jahre alt.

Ich werde diesen Satz nie vergessen. Acht Jahre ist es jetzt her, dass mich diese acht Worte in die größte mentale Krise meines Lebens stürzten. »Gerade die Vierzig überschritten, soll ich plötzlich zum alten Eisen gehören?«, raunte mir eine Stimme durch den Kopf. Ich sah den totalen körperlichen Verfall auf mich zurasen und albträumte von porösen Knochen und geistiger Umnachtung. Der Anfang vom Ende. Nein, ich hatte weder Hitzewallungen noch Schlafprobleme und vor diesem Arztbesuch war meine Stimmung auch recht erträglich, denke ich. Es gab keinerlei Anlass für mich, über meine Hormone nachzudenken.

Doch dann kam besagte Diagnose: Wechseljahre. Ab diesem Moment eroberten die Hormone zielstrebig mein Leben. Erst zeichneten sie über Nacht tiefe Furchen und hängende Mundwinkel in mein Gesicht, dann warfen sie mich ohne Vorwarnung in ein tiefes, dunkles Loch. Es war keine schöne Zeit, auch nicht für meinen Göttergatten. So sehr er sich auch bemühte, weder liebevolle Zuwendung noch klare Ansagen halfen. Nicht mal ansatzweise.

Dickköpfige Widder wie ich wollen zwar ab und an mal auf den Arm, aber aus dem Schlamassel wollen sie sich selbst ziehen. Und irgendwann tun sie das dann auch. Ich verpasste meiner kurzen, aber intensiven Selbstmitleidphase erste zarte Tritte und begann, was ich immer tue, wenn es anders kommt als ich gedacht hatte: Ich begann, mich mit dem neuen Thema zu beschäftigen, wollte unbedingt verstehen, was in meinem Körper passiert. Unter uns gesagt hoffte ich damals noch, irgendetwas dagegen tun zu können. Ein reichlich naiver Gedanke, wie ich heute weiß. Allerdings hatte er durchaus etwas Gutes: Ich kam wieder in Schwung.

Von diesem Zeitpunkt an verschlang ich jede Lektüre, die ich über die Wechseljahre in die Finger kriegen konnte. Ich googelte mich durch das Internet auf der Suche nach Wissen und brauchbaren Tipps. Doch leider musste ich feststellen, dass es nur sehr wenig Lesestoff über die Wechseljahre gab. Im Netz tummelten sich ein paar »Jammerblogs«, die mich fast wieder in mein dunkles Loch hätten stolpern lassen und mir Angst und Bange machten. Was da alles noch auf mich zukommen konnte! Von Hitzeschüben aus heiterem Himmel, die ohne Klamottenwechsel nicht zu verbergen sind und Nacht für Nacht nassgeschwitzten Betten wie bei hohem Fieber wurde genauso anschaulich berichtet wie von staubtrockenen Schleimhäuten in allen erdenklichen Körperregionen und deren fürchterlichen Folgen für das Liebesleben. Endzeitstimmung pur – wie im besten Hollywood-Blockbuster! Also gab es nur eine Lösung: Ich musste zum Terminator werden und die Frauenwelt retten. Oder wenigstens zu

Mac Gyver, um in Windeseile brauchbare Überlebensstrategien für den Alltag zu entwickeln. Schließlich wusste ich ja nicht, ob mich diese Wechseljahreserscheinungen nicht auch bald ereilen würden.

Ich wagte mich an ein paar medizinische Aufsätze, die mich als medizinische Laiin zwar an meine Verständnisgrenzen brachten, aus denen ich aber trotzdem einiges lernen konnte. Nach und nach machte ich mich mit den Begriffen rund um Hormongleichgewicht, Menopause und Endokrinologie vertraut und fiel unweigerlich in den nächsten Schock. Denn meine Annahme, dass irgendwann die Regel einfach ausbleibt und ich dann in die Menopause gewechselt haben werde, war falsch. Wechseljahre heißen Wechseljahre, weil sie nicht nur ein paar Tage oder Wochen dauern, sondern Jahre. *Jahre!!!*

Warum zum Henker hatte mir dann nie jemand davon erzählt? Mütter, Tanten, Schwestern, Kolleginnen, Freundinnen – leiden denn alle nur leise vor sich hin? Es mag ja heldenhaft anmuten, sich still und heimlich durch schwere Zeiten zu kämpfen. Aber ganz ehrlich, liebe Frauen: Es würde uns allen mehr helfen, wenn ihr darüber sprechen würdet!

Meine Periode begleitete mich übrigens weiter, obwohl ich laut dieser Gynäkologin schon »so gut wie durch« war. Ich blutete nicht mal seltener! Es war nur kein Verlass mehr auf meine Regel. Sie kam und ging wie sie wollte. Alle vier Wochen, alle drei Wochen, auch mal zwei Wochen am Stück und am allerfiesesten: Ohne Vorwarnung floss das Blut manchmal in Mengen aus mir heraus, die kein Hygieneartikel der Welt hätte auffangen können. Zumindest keiner, der nicht für jedermann sichtbar nach Windel aussieht. Alles in allem eine Regel ohne Regel.

Auf der Suche nach guter Lektüre grub ich mich bis in die hintersten Ecken der Buchhandlungen vor. Unglaublich, aber wahr: Genau dort fand ich einige wenige Bücher über die Menopause. Ich drehte die Bücher mit dem Cover nach unten und schlich zur Kasse. Für wen die Bücher seien, sollte mich jemand darauf ansprechen, hatte ich mir vorher zurechtgelegt. Fast wie damals, als meine Eltern die Zigaretten meiner Freundin in meiner Jacke fanden. Nein, auch ich konnte nicht offen mit diesem Thema umgehen. Ich schämte mich zutiefst und sprach nicht mal mit meinen Freundinnen darüber. Wofür ich mich schämte? Keine Ahnung.

Zuhause vertiefte ich mich stillschweigend in vielversprechende Titel wie *Die Weisheit der Wechseljahre*[12] von der amerikanischen Gynäkologin Dr. Christiane Northrup später auch in *Kein fliegender Wechsel*[13] von Sabrina Fox. Ich lernte aus Büchern wie diesen, dass die Wechseljahre sich nicht nur in Hitzewallungen, Schlafstörungen und Stimmungsschwankungen zeigen. Sie können sich auf zweihundertvierundachtzig verschiedene Arten bemerkbar machen. Oder so. Jedenfalls werden sie sehr unterschiedlich erlebt. Ein Drittel aller Frauen merkt übrigens gar nichts. Bei denen bleibt tatsächlich einfach irgendwann die Regel aus.

Nach einigen Wochen intensiven Selbststudiums, ersten groben Verstehens der Hormone und mit meinem Mann als alleinigem Vertrauten und somit einzigem Gesprächspartner (Sorry, Schatz!), merkte ich: Ich muss raus. Ich muss reden. Mit Menschen, die sich auskennen. Und mit anderen Wechselweibern. Ich habe das große Glück, eine ausgezeichnete Heilpraktikerin gefunden zu haben: Ina. Seit vielen Jahren begleitet sie mich und meine Familie durch Krankheiten, Allergien und allem, was uns so aus der Bahn werfen kann. Was meine Hormone gerade taten.

Kurzfristige Termine gibt es bei Ina eigentlich nie. Es sei denn, man hat Glück, weil jemand absagt. Hatte ich. Also saß ich schon wenige Tage nach meinem Entschluss, mit Menschen über die Wechseljahre reden zu wollen, in Inas Wartebereich. Ich rutschte unruhig auf dem Stuhl hin und her und überlegte, wie ich anfange. Was ich sagen und fragen will. Aber Pustekuchen: Wie das in gutorganisierten Praxen so ist, war ich direkt dran. Also haute ich es nach der Begrüßung einfach raus: »Ina, ich muss dir was sagen.« Ina konnte schon immer spüren, wie wichtig oder dringend die Situation gerade ist. Sie sah mich mitfühlend an und ließ mich einfach erzählen. »Ich bin schon in den Wechseljahren, Ina. Und sogar fast durch, sagt meine Gyn. Hat sie im Bluttest gesehen. Aber ich versteh das alles nicht. Ich bin doch gerade erst Vierzig geworden und wieso kommt das jetzt

schon? Was muss ich machen und überhaupt: Das ist alles so doof.«
Obwohl bei Ina jedes Gedanken- und Gefühlschaos bestens aufgehoben ist, schluckte ich meine aufsteigenden Tränen hinunter. »Das ist
doch alles gar nicht schlimm, Moni. Lass uns erstmal zusammen auf
den Laborbericht schauen.«

Sofort ging es mir besser. Beruhigende Worte und dann eine sach-
liche Analyse, das brauchte ich. Als erstes erklärte Ina mir, dass ein
Hormonspiegel immer nur eine Momentaufnahme ist. Abhängig von
verschiedenen Faktoren schwanken die Werte der Hormone ständig, die der weiblichen Geschlechtshormone ganz besonders.
Zyklusbedingt unterliegen wir Frauen ja unser ganzes Leben
lang hormonellen Schwankungen. Na ja, zumindest das ganze
fruchtbare Leben lang, danach wird es etwas ruhiger.

»Für mich sieht dein Hormonspiegel nach Prämenopause aus.
So bezeichnet man den Beginn der Wechseljahre, die ersten Jahre.«
Ich nickte eifrig, das hatte ich schon gelesen. Die zweite Phase heißt
Perimenopause, das ist die Zeit kurz vor und kurz nach der eigentli-
chen Menopause, also wenn die Blutung komplett ausbleibt. Da man
nie genau weiß, ob es denn jetzt die letzte Blutung war, spricht man
erst von der Menopause, wenn zwölf Monate lang keine Regelblutung
mehr erfolgte. Danach kommt noch die Postmenopause.

Ich fragte Ina, was sich in dieser ominösen Prämenopause im
Körper abspielt. Sie erklärte mir, dass die beiden wichtigsten Geschlechtshormone Östrogen und Progesteron sich zyklusbedingt
ständig den Staffelstab hin und her geben, was wir Frauen schon unser ganzes Erwachsenenleben an unserer Stimmung, an der Lust auf
Sex und vielleicht sogar an Haut und Haaren merken. In der Prämenopause macht sich dann das Progesteron still und heimlich vom Acker.
Je näher wir der Menopause kommen, desto häufiger findet nämlich
ein Zyklus ohne Eisprung statt. Ohne Eisprung gibt es auch keinen
Gelbkörper und damit findet auch keine Progesteronbildung (Progesteron wird auch Gelbkörperhormon genannt) statt.

Allein der Progesteronmangel kann uns schon in den Wahnsinn
treiben, das sogenannte Wohlfühlhormon hat seinen Spitznamen völ-

lig zu Recht. Ist es nicht ausreichend da, geht es drunter und drüber und wir fühlen uns alles andere als wohl. Progesteron sorgt nämlich grundsätzlich für gute Stimmung, einen erholsamen Schlaf und erfüllt viele weitere wichtige Aufgaben im weiblichen Körper, um ihn in Sachen Schwangerschaft und allgemeiner Gesundheit zu unterstützen. Das zweite Hormon, das in der Prämenopause scheinbar verrücktspielt, ist das Östrogen. Genauer gesagt das Estradiol, das für den Aufbau der Gebärmutterschleimhaut verantwortlich ist. In der Prämenopause beginnt es zu schwanken, teilweise wirklich massiv. Es kann stark ansteigen, aber genauso schnell wieder abfallen. Und das immer und immer wieder.

»Hast Du manchmal Brustspannen, sehr starke Periodenblutungen oder Wassereinlagerungen in Beinen, Bauch oder Armen, Moni?« Ich überlegte. »Brustspannen ja. Höllisch starke Blutungen auch immer wieder. Wassereinlagerungen nicht, glaube ich.« Ina nickte. »Das sind Folgen von zu viel Estradiol im Verhältnis zu Progesteron. Wenn es wieder abfällt, erzählen Frauen oft von Herzrasen, Nachtschweiß und depressiven Verstimmungen.«

Ina erläuterte mir anhand der Laborwerte, warum sie glaubt, dass ich am Anfang der Wechseljahre stünde, also in dieser Prämenopause. Allerdings empfahl sie mir zusätzlich einen Termin beim Endokrinologen, um sicher zu gehen und kompetent betreut zu werden. Endokrinologen sind die absoluten Spezialisten, wenn es um Hormone geht. Schon fast wieder gut gelaunt verabschiedete ich mich von meiner Lieblings-Heilpraktikerin. Noch im Fahrstuhl chattete ich die älteste meiner besten Freundinnen an. Vielleicht war Britta ja auch schon »drin«.

Ich: *Hey Britta, hast du nachher Zeit zum Quatschen?*

Britta: *Klar. Um 9?*

Ich: *Perfekt* [Herz-Emoji]

Im Gespräch mit Britta stellte sich heraus, dass sie tatsächlich schon so gut wie durch war. Postmenopause, sagte sie. Mit Mitte Vierzig hat sie gemerkt, dass sich die Hormone veränderten. Sie schlief viel schlechter und war oft mies gelaunt. Später kamen dann Hitze-

wallungen dazu, die hatte sie zur Zeit dieses Gesprächs – mit Fünfzig – immer noch. Mit einundfünfzig oder zweiundfünfzig kommen
die meisten europäischen Frauen in die Menopause, hatte ich gelesen. Alles in allem seien die Wechseljahre gar nicht so schlimm,
meinte Britta. Bei ihr zumindest nicht. Trotzdem ist sie nicht un-
froh, wenn dieses Hormonthema dann bald Geschichte ist. Wenn ich
Fragen hätte, sollte ich mich einfach melden und das Ganze nicht so
wichtig nehmen.

Typisch Britta! Das Leben passiert einfach so und am besten beschäftigt man sich gar nicht so viel damit. Sie hatte mit ihrem Job aber
auch gar keine Zeit dafür. Hastete jeden Tag durch ihr Leben, aber
schien ganz gut damit klarzukommen. Ich tickte etwas anders und
hatte irgendwie das Gefühl, dass diese Hormonumstellung eine ganz
besondere Rolle in meinem Leben spielen würde. Trotzdem hatte mir
das Gespräch mit Britta sehr gutgetan. Wieder etwas mehr mit dem
Leben und auch meinen Hormonen versöhnt, schlief ich an diesem
Abend schnell ein.

Am nächsten Tag vereinbarte ich einen Termin bei einer Endokrinologin, die Ina mir empfohlen hatte. Diese Hormonexperten sind
sehr gefragt, weil sie auch Anlaufstelle sind, wenn sich der Kinderwunsch nicht so leicht erfüllt. Daher musste ich mich zwei Wochen
bis zu meinem Termin gedulden. In diesen zwei Wochen vertiefte
ich mich in eines der Bücher, die ich mir zugelegt hatte. *Weisheit der
Wechseljahre* gehört noch heute zu meinen Lieblingswerken zum
Thema Wechseljahre.

Die Gynäkologin Dr. Christiane Northrup erzählt in diesem Buch
von der Arbeit mit ihren Patientinnen, von deren körperlichen und
seelischen Veränderungen in den Wechseljahren und ermutigt die Leserinnen, den hormonellen Wechsel bewusst zu erleben. Wenn wir
uns darauf einlassen, haben wir die Chance, unser Leben tiefgreifend
zu verändern und unvorstellbar zu wachsen, ist ihre Botschaft. Ich
konnte gar nicht mehr aufhören zu lesen, denn insbesondere all diese
neuartigen Gedanken und Gefühle, von denen die Autorin schrieb,
kannte ich seit einigen Monaten auch.

Mein Alltag hatte begonnen, mich mehr und mehr zu nerven. Ich fühlte mich rastlos und hatte plötzlich eine unbändige Lust auf etwas Neues in meinem Leben. Doch wie sollte das gehen! Mit dem Halbtagsjob und der geliebten Familie war ich vollends ausgelastet. Außerdem kam ich mir sofort egoistisch vor. Die Jungs brauchten mich doch und ich liebte sie nach wie vor mehr als alles andere auf der Welt. Diese komischen Gedanken passten überhaupt nicht in mein Bild von unserem gemeinsamen Familienleben. Was mich wiederum noch mehr verunsicherte. Dieses Leben hatte ich mir selbst ausgesucht und war viele Jahre überglücklich damit. Auch heute noch erzähle ich jedem, dass ich mich immer wieder so entscheiden würde. Würde ich auch. Ein ständiges Hin und Her wütete in meinem Kopf und ich fand keine Lösung. Nun las ich, dass es vielen Frauen in den Vierzigern so geht und kam mir endlich nicht mehr wie ein Alien vor.

Auch »meine« Endokrinologin arbeitete in einer Praxis, in der das Thema Kinderwunsch ein großes war. Dementsprechend war der Wartebereich voll mit schwangeren Frauen und Paaren, die über Hormone und In-Vitro-Therapie flüsterten. Das bekannte Schamgefühl machte sich wieder in mir breit. Ich war einen Schritt weiter im Leben, einen Schritt älter also. Aber ich wollte nicht alt sein. Doch als diese Gedanken in dieser Umgebung in mir aufkamen, schämte ich mich plötzlich auf eine ganz andere Art. Ich hatte zwei gesunde Kinder zur Welt bringen und sie schon damals fast zehn Jahre ihres Lebens begleiten dürfen. Ein Geschenk, das diesen Menschen hier um mich herum nicht so einfach gegeben und einigen von ihnen vielleicht nie vergönnt sein würde. »Scheiß auf Wechseljahre«, dachte ich in diesem Moment das erste Mal. Es gibt wirklich Schlimmeres im Leben.

Frau Dr. B. war eine attraktive Fünfzigerin mit sympathischen Lachfältchen. Als Spezialistin für die Wechseljahre ahnte sie natürlich, warum ich zu ihr kam. Ich fühlte mich sofort gut aufgehoben. Sie nahm mir Blut ab und schickte es für eine große Hormonuntersuchung ins Labor. Auf dem vorliegenden Laborbericht fehlten Frau Dr. B. einige wichtige Werte, was ganz normal war, da die Gynäkologin unter anderer Prämisse mein Blut hatte checken lassen. Wir sprachen über typische Beschwerden während der Wechseljahre, über die übliche Dauer der gesamten Hormonumstellung und dass heutzutage allen Frauen geholfen werden kann. Gut zu wissen!

Die wichtigste Information für mich war jedoch, dass wir Frauen auch selbst einiges für die Hormonbalance tun können. Denn darum geht es im Wechsel. Die weiblichen Geschlechtshormone Östrogen und Progesteron werden vom Körper immer weniger benötigt und schwanken für einige Jahre sehr stark. Diese Schwankungen bringen uns aus dem Gleichgewicht und der Körper reagiert darauf. Durch eine gesunde Lebensweise kann ich ihn jedoch enorm unterstützen. Frau Dr. B. erzählte mir von den wichtigsten Vitalstoffen und warum sie gerade jetzt meine besten Freunde werden sollten, vom Muskelaufbau als beste Prävention gegen Osteoporose und vom Hormonräuber Stress. Einmal mehr merkte ich, wie wichtig es ist, sich passende Gesprächspartner zu suchen.

Mit dem guten Gefühl, diesem Hormontanz nicht vollkommen machtlos gegenüber zu stehen, fuhr ich nach Hause. Kaum angekommen, kramte ich sofort meine Unterlagen der Ernährungsfortbildung heraus, die ich fünf Jahre zuvor absolviert hatte. An diesem Abend war ich besonders dankbar, meine beiden Sprösslinge zu haben und wie es der Zufall so will, zeigten sie sich auch noch von ihrer besten Seite. Ohne Aufforderung bereiteten sie mit mir das Abendbrot vor und sogar das Zubettgehen der damals neunjährigen lief fast von allein. Ich erzählte meinem Mann Marc vom Besuch bei der Endokrinologin und natürlich auch von den Gesprächen im Wartezimmer. Rundum glücklich und dankbar für unsere Kinder lagen wir uns an diesem Abend nach langer Zeit wieder mal einfach so in den Armen.

Die nächsten Tage waren so vollgepackt, dass ich mich meinen Wechseljahren überhaupt nicht widmen konnte. In der Agentur stapelten sich die Textjobs und zu Hause tobte der Alltagsbär. Fast war ich empört, keine Zeit für mein neues Lieblingsbuch und die Fortbildungsunterlagen zu haben. Jeden Abend nahm ich mir vor, noch ein Kapitel zu lesen, doch nach einer halben Seite fielen mir die Augen zu. So nervig! Schon deswegen musste ich dringend wissen, ob ich einen Vitaminmangel hatte.

Der nächste Termin bei Frau Dr. B. rückte näher. Ich überlegte mir vorher, was ich sie alles fragen wollte. Können häufige Blasenentzündungen auch von den Wechseljahren kommen? Von diesem komischen Drehschwindel, den ich jetzt schon ein paar Mal hatte, musste ich ihr auch erzählen. Der kann echt Angst machen. Meine Migräneflashs wurden immer heftiger. Hängt das auch mit den Hormonen zusammen? Wie ist das mit der Osteoporose, wenn man so früh in die Wechseljahre kommt? Das Risiko soll viel höher sein. Und was macht man, wenn die Lust auf Sex nachlässt? Die Liste wurde immer länger.

Frau Dr. B. lachte, als ich meinen großen Zettel auf den Tisch legte. »Endlich mal jemand, der vorbereitet ist! Die meisten Frauen lassen sich nur von mir berieseln, was ich immer sehr schade finde. Aber wer sich nicht mit dem Thema beschäftigt, kann auch keine Fragen stellen.« Die Endokrinologin erläuterte mir meinen Hormonstatus nach der Blutuntersuchung und bestätigte Inas Vermutung: Ich war also in der Prämenopause und hatte noch einige Wechsel-Jahre vor mir. Mit diesem Gedanken hatte ich mich inzwischen angefreundet, die endgültige Diagnose war somit nun auch okay.

Zudem war ich mit einigen Vitaminen und Mineralstoffen nicht ausreichend versorgt, wie der Laborbericht ebenfalls zeigte. Der Bedarf an Magnesium und Vitamin C steigt im Wechsel meist an und auch mit den B-Vitaminen und Zink können wir unser Hormongleichgewicht gut unterstützen. Kurzfristig darf auch mit Nahrungsergänzungsmitteln substituiert, also ergänzt, werden. Doch langfristig sollte die Aufnahme aller Vitamine und Mineralstoffe über die Nahrung reichen, meinte Frau Dr. B. Wenn man wie ich das Glück hat, keine Vorerkrankungen zu haben und nicht streng vegan lebt, ist das wohl durchaus möglich. Das beruhigte mich sehr, ich bin nämlich überhaupt kein Freund vom ständigen Pillenschlucken. Dann besser in großen Abständen untersuchen lassen, ob ein Mangel vorliegt. So läuft man auch nicht Gefahr, dass man überdosiert, was bei manchen Stoffen genauso gefährlich ist wie zu wenig davon zu haben.

Sind die richtigen Nährstoffe, sprich Mikronährstoffe wie Vitamine und Mineralstoffe, ausreichend im Körper verfügbar, kann Wechseljahressymptomen gut vorgebeugt werden. Nicht selten nehmen durch eine passende Ernährungsumstellung die Wechseljahresbeschwerden ab oder verschwinden sogar ganz, erzählte mir Frau Dr. B. Das waren doch gute Aussichten.

Wenn Frauen vor ihrem vierzigsten Geburtstag in die Prämenopause kommen, sprechen die Mediziner von vorzeitigen Wechseljahren. Geschieht dies im Alter von vierzig bis fünfundvierzig Jahren, werden frühe Wechseljahre diagnostiziert. Nur wann genau fing es bei mir eigentlich an? Wir sprachen all die Symptome und Erscheinungen durch, die mich seit einigen Monaten heimsuchten. Frau Dr. B. bestätigte, dass sie alle durchaus hormonell bedingt sein könnten. Wann ich die ersten unregelmäßigen Blutungen hatte, konnte ich aber gar nicht genau sagen. Auch die stärkere Migräne und die häufigen Blasenentzündungen hatten vor einer ganzen Weile schon angefangen. Aber wann genau? Keine Ahnung. Rückblickend wahrscheinlich sogar schon vor meinem vierzigsten Geburtstag. Eigentlich war es mir auch egal, ob vorzeitig oder früh. Nun war es so und ich musste mich damit arrangieren. So oder so.

Ein heikles Thema bei vorzeitigen oder frühen Wechseljahren ist die Osteoporosegefahr. Das Östrogen trägt stark zur Knochengesundheit bei. Wenn die Östrogenproduktion nachlässt, steigt daher die Gefahr, dass die Knochen poröser werden. Daher riet mir Frau Dr. B. zur Knochendichtemessung und dazu, für ausreichend Kalzium zu sorgen, welches in Zusammenarbeit mit Magnesium und Vitamin D wohl sogar gegen Kopfschmerzen helfen kann. Abschließend erzählte sie mir noch von ihren persönlichen Erfahrungen mit der Hormonumstellung und der positiven Energie, mit der einige ihrer Patientinnen diese aufregende Lebensphase für das eigene Wachstum nutzen. Nach einer Dreiviertelstunde verließ ich die Praxis mit bester Laune.

Fast ein Jahr zuvor hatte ich mal wieder begonnen, Tagebuch zu schreiben. Es war wieder an der Zeit gewesen: Ich hatte meine Gedanken niederschreiben müssen, um sie sortieren zu können. Über die letzten Wochen waren meine Einträge viel optimistischer geworden, stellte ich beim Lesen fest. Nach diesem Besuch bei Frau Dr. B. wagte ich mich gedanklich noch eine Stufe weiter. Ich schrieb erstmals, dass ich mich auf die nächste Lebensphase freute. Es sollte noch einige Zeit dauern, bis ich meine fruchtbaren Jahre wirklich verabschieden konnte und es gab auch Tage, da zogen mich meine wechseljahresbedingten Erscheinungen schon arg herunter. Doch der Anfang war gemacht: Ich akzeptierte, dass die Zeit des Wechsels begonnen hatte und das nicht der Anfang vom Ende war. Ich programmierte mein Gehirn bewusst auf eine positive Veränderung um und sah dieser sogar mit Spannung entgegen.

Was nicht so easy funktionierte, war das Körperliche. Wer immer wieder müde und antriebslos durch die Gegend schlappt, sobald der Alltag gestemmt ist, hat auch keine Lust auf Sport und Bewegung. Meine Laufschuhe fristeten ihr frischluftloses Dasein im Schuhschrank und selbst von zehntausend Schritten im Gehtempo war ich meilenweit entfernt. Zum Pilates konnte ich mich ab und an aufraffen und spürte in diesen Sportstunden umso deutlicher, wie dringend mein Körper nach Aufmerksamkeit schrie. Der einzige, der triumphierte, war mein Schweinehund.

Seit meiner Ernährungsfortbildung aßen wir mit der ganzen Familie wesentlich gesünder, genau dafür hatte ich sie damals absolviert. Doch nach und nach hatten sich auch in unseren Kühlschrank wieder einige Zuckerbomben verirrt und zu viele Gerichte war nicht mehr clean und grün. Es war höchste Zeit, das wieder zu ändern.

Wo mich vorher die Verantwortung für die eigenen Kinder zum gesunden Kochen getrieben hatte, war nun ich selbst an der Reihe. Ich hatte gelernt, dass mein Körper nicht mehr reibungslos funktionierte, wenn ich ihn vernachlässigte. Mit dem Laborbericht hatte ich es schwarz auf weiß, dass ich von einigen Nährstoffen nicht so viel aufnahm, wie ich brauchte. Also las ich nach, welche Lebensmittel besonders viel Magnesium, Kalzium und Zink, Vitamin B und C enthalten. Ich schrieb sie auf einen Zettel und pinnte ihn mit einem Einhornmagneten an den Kühlschrank.

Sich gut zu ernähren ist immer wichtig. Doch in dieser körperlich anstrengenden Wechsel-Phase spielt sie eine ganz entscheidende Rolle, lernte ich. Durch die Wahl der richtigen Nahrungsmittel und eine gute, vielfältige Zusammenstellung konnte ich meinem Körper den passenden Kraftstoff geben und so den typischen Wechseljahressymptomen vorbeugen und vielleicht sogar Beschwerden lindern. Dabei hat mir der Versicht auf Fleisch auch geholfen, denn Vegetarierinnen leiden nachweislich im Schnitt weniger stark unter Wechseljahressymptomen. Rückwirkend kann ich das bestätigen und ergänzen, dass man sich einfach rundum wohler fühlt, wenn man sich gut versorgt.

Jede Frau wird älter und kommt in die Wechseljahre. Die große Frage ist nur, wie. Wer akzeptiert, was sich nicht ändern lässt, sich gute Gesprächspartner sucht und sich um Körper und Seele kümmert, hat die besten Voraussetzungen, mit dem Wechsel gut klarzukommen und in die spritzigste aller Lebensphasen zu starten.

Die wichtigsten Mikronährstoffe in den Wechseljahren

PHYTOÖSTROGENE (Lignane, Isoflavone, Coumestane) und Phytoprogesterone kommen in einigen pflanzlichen Superfoods vor und wirken ähnlich wie unsere körpereigenen Hormone, nur wesentlich schwächer. Wenn wir sie bewusst verstärkt in unseren Speiseplan einbauen, werden diese hormonaktiven Substanzen auch hormonunterstützend in unserem Körper wirken. Sie sind vor allem in Hülsenfrüchten, besonders in Soja und Sojaprodukten, aber auch in Äpfeln, Avocados, Brokkoli, Granatäpfeln, Grünkohl, Gurken, Möhren, Kokosöl, Kurkuma, Leinsamen, Leinöl, Mandeln, Papayas, Spargel, Stangensellerie und Süßkartoffeln enthalten.

VITAMIN-B-KOMPLEX

Der sogenannte Vitamin-B-Komplex besteht aus acht verschiedenen Vitaminen, die wir unserem Körper regelmäßig über die Nahrung zuführen müssen, da sie allesamt wasserlöslich sind und somit schnell wieder ausgeschieden werden. Vitamin B_1 (Thiamin), Vitamin B_2 (Riboflavin), Vitamin B_6 (Pyridoxin), Vitamin B_{12} (Cobalamin), Biotin, Folsäure, Niacin und Pantothensäure sind häufig in denselben Lebensmitteln enthalten. Besonders hormonregulierend für die Wechseljahre wirkt B_6, das wir besonders gut über Brokkoli, Spinat, Grünkohl, Kartoffeln, Walnüsse, Fisch und Leber aufnehmen können.

KALZIUM ist wichtig für unsere Knochengesundheit, besonders ab der Menopause, da das Osteoporoserisiko nun zunimmt. In Milch und Milchprodukten, aber auch in grünem Gemüse wie Grünkohl, Brokkoli, Spinat und in Haselnüssen, Pistazien und Pinienkernen ist reichlich Kalzium enthalten. Auch Birnen, Pflaumen, Vollkorngetreide, Hülsenfrüchte und Fisch sind gute Kalziumlieferanten. Damit das Kalzium auch wirklich in unseren Knochen ankommt, brauchen wir gleichzeitig ausreichend Vitamin D. Andernfalls kann es sich in den Blutgefäßen ablagern und diese verstopfen.

MAGNESIUM wird nachgesagt, Hitzewallungen zu mildern. Wahrscheinlich beeinflusst Magnesium das Verhältnis von Serotonin und Noradrenalin positiv, was die Entstehung von Hitzeschüben und Schweißbildung mitbestimmt. Bei häufigen Kopfschmerzen kann Magnesium ebenfalls unterstützen. Ein Magnesiummangel ist hierzulande recht häufig, viele merken ihn über die Muskeln in Form von Kribbeln oder Krämpfen. Kein Wunder, denn dieser Mineralstoff unterstützt die Tätigkeit der Muskeln und des Stoffwechsels und ist in jedem Zelltyp vorhanden. Sportler haben einen erhöhten Magnesiumbedarf. Für eine bessere Magnesiumversorgung sind Mineralwasser, Haferflocken, Weizenkleie und -keime und Naturreis sowie viel Gemüse und Nüsse zu empfehlen. Brokkoli hat unter den Gemüsesorten einen besonders hohen Magnesiumgehalt.

ZINK wird auch das »Frauenmineral« genannt. Der Gehirnstoffwechsel und das gesamte Hormonsystem benötigen Zink. Deshalb ist es in der Menopause so wichtig. Insbesondere die Geschlechtshormone und die Hormone, die uns Motivation und Optimismus geben, benötigen Zink. Zum Knochenerhalt trägt Zink ebenfalls bei. Zink ist besonders in Hülsenfrüchten, Quinoa, Garnelen und Vollkornprodukten enthalten.

VITAMIN E Unser Schutzhormon ist das Vitamin E. Durch die Hormonschwankungen in den Wechseljahren haben freie Radikale leichtes Spiel mit ihren Angriffen. Davor kann uns Vitamin E gut schützen, wenn es ausreichend vorhanden ist. Lebensmittel mit hohem Vitamin-E-Gehalt sind Pflanzen wie Avocados und Süßkartoffeln, aber auch Lachs und Garnelen.

VITAMIN D$_3$ ist eigentlich ein Hormon und wichtig für den Östrogenstoffwechsel. Es sorgt dafür, dass Kalzium auch in den Knochen ankommt und ist wichtig für die körperliche und geistige Leistungsfähigkeit. Außerdem kann es bei Nachtschweiß helfen, den Schlaf verbessern und das Bindegewebe kräftigen. Um einen Mangel zu verhindern, ist ein täglicher Spaziergang im Sonnenlicht – auch bei bedecktem Himmel – empfehlenswert. Fetthaltiger Fisch wie Makrele, Lachs, Hering und Thunfisch sowie Pilze und Avocado helfen bei der Versorgung mit Vitamin D. Viele Mediziner sind der Ansicht, dass in den Wechseljahren Vitamin D_3 regelmäßig substituiert werden sollte, um eine ausreichende Versorgung zu garantieren.

EISEN Wenn Eisen fehlt, fühlen wir uns müde und schlapp. Das liegt daran, dass Eisen für den Sauerstofftransport aus der Lunge ins Blut, in alle Organe und in die Gehirn-, Herz- und Knochenzellen sorgt. Wenn zu Beginn der Wechseljahre sehr starke Blutungen auftreten, kann der Eisenbedarf durch den extremen Blutverlust erhöht sein. Dann sollte unbedingt auf eine ausreichende Eisenversorgung geachtet werden. Gute Quellen sind Eier und Haferflocken, Bohnen und Linsen, Hirse, Spinat, Kartoffeln, Nüsse, Trockenobst, Algen, Sesam und Spargel.

Jod zählt zu den Spurenelementen und ist für die Schilddrüsenhorme extrem wichtig. Neben der Schilddrüse benötigen unsere Nervenzellen, unser Gehirn und unser Energiestoffwechsel dieses Mineral. Fisch und Algen zählen zu den Top-Lieferanten von Jod. Bei Algen ist jedoch Vorsicht geboten, denn Jod kann auch überdosiert werden und Algen haben einen recht hohen Jod-Anteil. Gute pflanzliche Jodquellen sind Brokkoli und Feldsalat, Brunnenkresse, außerdem Meeresfisch und Meeresfrüchte und mit Jod angereichertes Salz.

OMEGA-3-FETTSÄUREN
Gesunde Fette für Herzgesundheit sind besonders die Omega-3-Fettsäuren. Sie wirken entzündungshemmend, positiv auf die Arterien, können unsere kognitiven Funktionen stärken und sogar Depressionen lindern. Mit fetthaltigem Fisch wie Makrele, Thunfisch, Lachs und Hering können wir den Bedarf gut decken, aber auch mit Leinsamen und Leinöl, der besten pflanzlichen Quelle. Am besten täglich.

Danksagung

Ich danke allen Menschen, die mich und meine Arbeit unterstützen und mit mir daran glauben, dass wir die Welt verändern können. Für mehr Offenheit und ein liebevolles Miteinander.

Ich danke meiner Familie und allen Freunden, die mir beim Denken geholfen und ihre Ideen und Geschichten mit mir geteilt haben.

Ich danke den treuen LEMONDAYS-Leserinnen und ich danke dir, dass du dir Zeit für dieses Buch genommen hast.

Danke von Herzen.

Endnoten

1 *Und täglich grüßt das Murmeltier* (1993) mit Bill Murray
2 alexandracordes-guth.de/
3 Alexandra Reinwarth: *Das Leben ist zu kurz für später*, mvg-Verlag 2018
4 www.beatrice-drach.com/podcast/
5 *Das Leuchten der Erinnerung* (2017) mit Helen Mirren und Donald Sutherland.
6 *Tage wie diese* von den Toten Hosen
7 *Eat Pray Love* mit Julia Roberts
8 *Bridget Jones – Schokolade zum Frühstück* (2001) mit Renée Zellweger
9 Antoine de Saint-Exupéry: *Der kleine Prinz*, Karl Rauch Verlag 1998
10 *Das Beste kommt zum* Schluss (2007) mit Morgan Freeman und Jack Nicholson
11 Jonathan Safran Foer: *Tiere essen*, Kiepenheuer & Witsch 2010
12 Dr. Christiane Northrup: *Die Weisheit der Wechseljahre*, Goldmann Verlag 2010
13 Sabrina Fox: *Kein fliegender Wechsel*, Allegria Verlag 2014

Liebe Leserin, lieber Leser,

hat Ihnen dieses Buch weitergeholfen? Für Anregungen, Kritik, aber auch für Lob sind wir offen. So können wir in Zukunft noch besser auf Ihre Wünsche eingehen. Schreiben Sie uns, denn Ihre Meinung zählt!

Ihr TRIAS Verlag

Kontakt:
kundenservice.thieme.de

Lektorat TRIAS Verlag
Postfach 30 05 04
70445 Stuttgart

Besuchen Sie uns auf facebook!
www.facebook.com/
trias.tut.mir.gut

Besuchen Sie uns auf facebook!
www.facebook.com/
mama.mag.trias

Folgen Sie uns auf Instagram!
www.instagram.com/
trias_verlag

Lassen Sie sich inspirieren!
www.pinterest.com/
triasverlag

Abonnieren Sie unsere Newsletter:
www.trias-verlag.de/newsletter

Bibliografische Information der Deutschen Nationalbibliothek
Die Deutsche Nationalbibliothek verzeichnet diese Publikation in der Deutschen Nationalbibliografie; detaillierte bibliografische Daten sind im Internet über http://dnb.d-nb.de abrufbar.

Programmplanung: Celestina Filbrandt
Projektmanagement: Sabine Ilg
Redaktion: Bettina Snowdon
Bildredaktion: Christoph Frick

Umschlaggestaltung: © Thieme
Layout: CYCLUS · Visuelle Kommunikation, Stuttgart

Bildnachweis:
Umschlagmotiv: © dkidpix/stock.adobe.com

Autorinnenfotos: Jessica Bröckl
Zeichnungen: Susi Schaaf, Bellheim

1. Auflage 2021

© 2021. Thieme. All rights reserved.
TRIAS Verlag in Georg Thieme Verlag KG
Rüdigerstraße 14, 70469 Stuttgart, Germany
www.trias-verlag.de

Printed in Germany

Satz und Repro: Fotosatz Buck, Kumhausen
Gesetzt in Adobe Indesign CS6
Druck: Druck: AZ Druck und Datentechnik GmbH, Kempten

Gedruckt auf chlorfrei gebleichtem Papier

ISBN 978-3-432-11296-1   1 2 3 4 5 6

Auch erhältlich als E-Book:
eISBN (ePub) 978-3-432-11297-8